精选清末云南名医著作集萃（余道善卷）

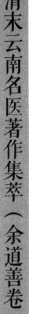

医学通灵

原著　清·余道善

校注　李艳红　梁　玲

中医古籍出版社
Publishing House of Ancient Chinese Medical Books

U0304618

图书在版编目（CIP）数据

医学通灵 /（清）余道善原著；李艳红，梁玲校注.—北京：中医古籍出版社，2021.6（2023.12 重印）

（精选清末云南名医著作集萃）

ISBN 978-7-5152-1802-1

Ⅰ.①医… Ⅱ.①余… ②李… ③梁… Ⅲ.①中医学—研究 Ⅳ.① R2

中国版本图书馆 CIP 数据核字（2018）第 199439 号

医学通灵

原著　清·余道善
校注　李艳红　梁玲

策划编辑　郑　蓉
责任编辑　张凤霞
责任校对　蒿　杰
封面设计　韩博玥
出版发行　中医古籍出版社
社　　址　北京市东城区东直门内南小街 16 号（100700）
电　　话　010-64089446（总编室）010-64002949（发行部）
网　　址　www.zhongyiguji.com.cn
印　　刷　北京市泰锐印刷有限责任公司
开　　本　710mm×1000mm　1/16
印　　张　7.5
字　　数　105 千字
版　　次　2021 年 6 月第 1 版　2023 年 12 月第 3 次印刷
书　　号　ISBN 978-7-5152-1802-1
定　　价　28.00 元

致　谢

　　本书承蒙云南省大理州余道善先生之孙余品高、余泽高提供原书底本。

　　本书由云南省"十二五"立项建设一级学科博士授权点（中基方向）、云南中医学院中医治未病理论应用研究省创新团队经费资助。

　　谨此致谢！

《医学通灵》编委会

原　　著　清·余道善

校　　注　李艳红　梁　玲

名誉主编　李　平

主　　审　郑　进

副主编　杨胜林　毕立雄

编　　委　左爱学　刘　宁　杨俊斌

　　　　　李　彦　李梦华　张华庆

　　　　　张建英　柯　瑾　秦　琼

　　　　　聂　坚

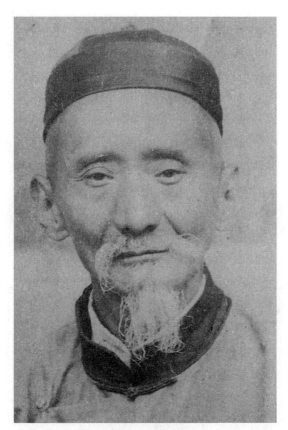

余道善先生照片

字達川號性初本行三大行九白稱三陽道人
濟世真佛賜善名學真
碧落侍即賜道號玉偉
桓侯大帝賜道號玄精子一皇師賜道號關玄
貌船合三陽誕生自下邦先君遭亂離寄居在東造
六齡喪嚴親七歲歸科里毋氏苦撫孤入學攻詩禮
未及四五年龍書習買易弱冠因且窮研究命數理

依人苦經營季公好善舉同事劉和亭協和共一紀
人事勉成婚時年已而立知交王文軒真傳研堪輿
親家楊瑞卿常詠岐黃理先君留遺傳百回讀不易
庚戌真走川家運遭阨逆化還顏師垂訓語
協成因果經功善著仙史超拔祖與宗受職封語旨
過合趙天成道傳至會理研求性命玄避殺三月已
壬子還故鄉慈祠滬長逝卜地聖應峯五行結玉凡
開壇醒愚進修身耕真理刊成諸經書祖澤昭寰宇

庚申闈盧無預辦收圓起恰逢主人翁歎演先天語
一貫傳天仙性命雙修理除卻前道非一心飯命禮
協辦選仙樓督幸祖派與協輔三龍華大功常常紀
九祖昇天堂巍職龍會許分舟渡殘靈又奉金毋旨
桓願大收圓化工早完畢九六億靈根一船慶西駛
傳哉命遠窮人事遭阨橫造祖業族耗多父遺兄俱雁
比刼兩連財四柱安排起未祿乃艱辛賢財頤難聚
樂心學吃虧一錢不妄取舍已而從人省身時克已

忠信為人謀及遠加謗謗諸事受人欺及躬責謗已
內外事躬親責無寄資理還達懇肘多苦逢其極矣
樂道而安貧淡泊以明志混俗而和光不隱末風世
醫藥聽人緣輕財重道義奉何家有醫藥養出怨語
理想乃卑污未能同一志有子辭克初不受救正理
祖綺風水山子孫多處皆運藥醫經營於今安且吉
輔道與立壇孤身無伴侶一杠志撐天却災俱備屆
營襄造化工主人翁皇極盡瘁本軀船其宛而後已

余道善生平书影

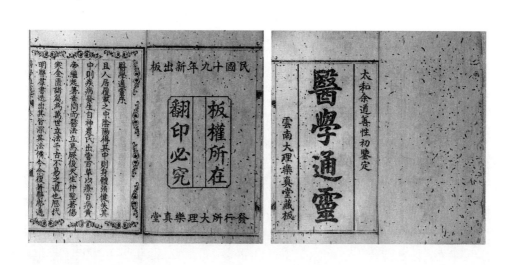

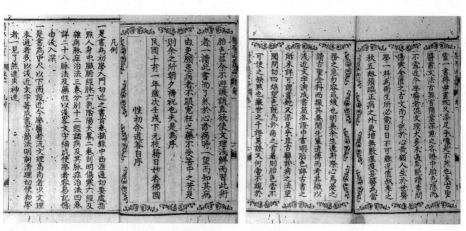

云南大理乐真堂藏《医学通灵》部分书影

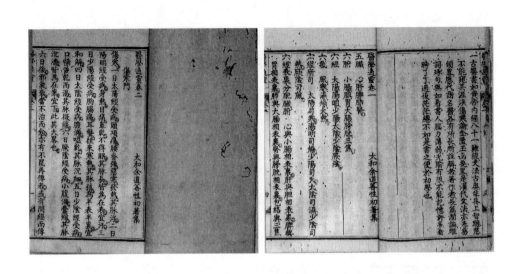

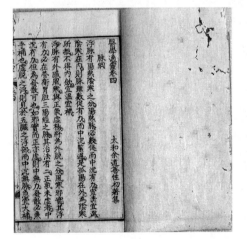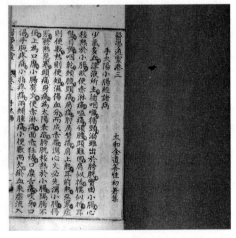

云南大理乐真堂藏《医学通灵》部分书影

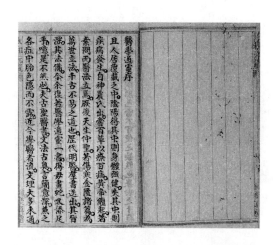

醫學通靈序
且人居覆載之中。陰陽得其中則身體強健矣。其中則
疾病發生。自神農氏著嘗百草以療百病。黃帝繼起者
素問而醫法立焉。厥後天生仲聖著傷寒金匱諸書。為
萬世立法。千古不易之道也。歷代明賢屢書送出其旨
溯其法備。余余復著醫學通靈一編得母蛇足蛇足之
爭嗟是不然也。夫古聖醫書大法古奧。言簡意深焉之
各症中胎色隱而不露近今粤醫者流文理大多未通

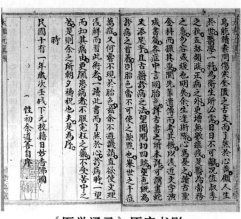

烏能精索問傷寒金匱之古文乎矣。心思煩人生
於世。醫學一科為衛生之所必需。日日不可離況值叔季
之秋。五苅頫蔬。王病之外更增無數癃痕。是醫為當務
之急。勿容或緩也。明先余生達斯際。心馬壑之讀古聖
金科而擬其要關遺傳。而考其微以淺近文字演
成書篇。各症中言明胎色。拜古書之所未言。可謂畫蛇
又添足乎。古醫診病之法望聞問切四端。望色既為
診病之首着則胎色當不可使之缺默。也舉世之千症
萬症。又何嘗不現於胎色乎。余不過識證直欲使文理
淺鮮而習此術者。一讀此書而了然於心診病時一理
而知其病由。更願患病者不服苦柱之藥不受苦中之
若是則余之所朝夕禱祝也。夫是為序

時
民國十有一年歲次壬戌下元校籍日妙香佛閣
性初佘道善自撰 [印]

《医学通灵》原序书影

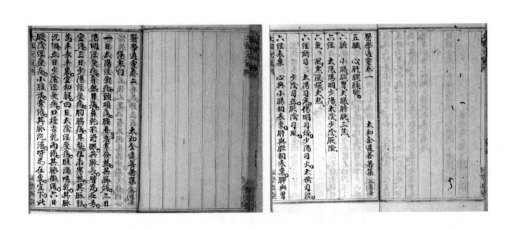

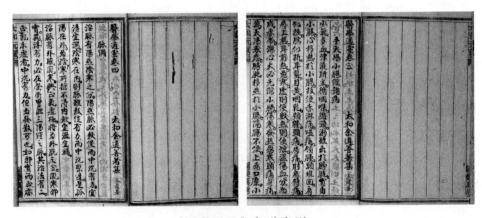

《医学通灵》部分书影

熊　序

云南是人类的起源地之一，云南中医药根植于三迤大地，多样的气候，丰富的资源，众多的民族，独特的区位，使云南的中医药具有鲜明的地域特色。正如成书于 600 年前的《滇南本草·序》中所言："余幼酷好本草，考其性味，辨地理之情形，察脉络之往来，留心数年，合滇中蔬菜草木种种性情，并著《医门揽要》二卷，以传后世。"自兰茂以来，历代云南医家发医门之奥旨，承当世之技艺，救民间之疾苦，载心得于典籍，余道善、沈士真是为其中的代表人物，其著作成为发掘发展云南中医药的宝贵史料和重要基石。

《精选清末云南名医著作集萃》系我校已故楚更五教授 2010 年在云南大理发掘到的云南地方中医古籍，所有著作均成书于清末民初，历时百余载，由于种种原因，一直封存于书栏，包括余道善所著《医学通灵》《仲景大全书》《余氏医论医方集》三部，沈士真所著《岐黄续编》《中医理法针药全书摘要》两部。此五部著作以不同形式和体例对中医医理、治法等分门别类进行论述，尤为突出的是其诊疗方法、经验方药，以及有关防病、养生、保健、优生等，论述具有鲜明的地方特色和民族特色，内容翔实而具体，具有较强的实用性，书中折射了当时云南的自然、人文、地理和社会，对今天讲好云南故事、写好云南文章、贡献云南智慧，具有重要的参考价值。

楚更五教授于 21 世纪初自冀至滇，一直致力我省中医药古籍的整理研究，孜孜以求，呕心沥血，先后整理出版了《医门揽要》《重订医学正旨择要》等一批珍贵的文献古籍，对传承发展滇南医药做出了不可磨灭的贡献。然天妒英才，楚更五教授未及将书稿点校完毕便英年早逝，惜之！叹之！憾之！未竟之业，得其弟子齐心协力，历时五年，熟读深

思，精雕细琢，结集出版，刊行于世，既告慰先人，又启迪后学，故乐
为之序！

熊　磊

（云南中医药大学校长，教授，博士生导师）

2019 年 12 月 21 日

郑 序

中医学从秦汉开始自中原逐步传入云南，不断受到云南独特的地理环境、自然资源、社会文化等影响，并与少数民族医学相互渗透，吸纳云南各少数民族传统医药经验、理论，形成了具有区域特色的滇南医学体系。之后几千年，从明代的兰茂、孙光豫到清代的彭子益、余道善、沈士真等，多位地方著名医药学家及其医药著作的出现，促进了滇南医学体系的完善、传承和发展。

楚更五教授是云南中医药大学（原云南中医学院）2003年从河北承德医学院引进的高层次人才，由于我们从事的学科领域相近，交往较多，在我的印象中，他是一位知识渊博、治学严谨的优秀学科带头人。由于他有现代医学的背景，在中医基础理论现代研究方面有很深的造诣，同时在文献研究方面他也有很扎实的功底，为此，我和他就中医基础研究既要重视实验研究，更不能忽视文献研究等问题进行过很好的探讨和交流并联合发表过文章。到云南工作后他多次跟我说，他要做一名真正的云南中医人，要为云南地方中医药做点事，于是他为自己的学科明确了方向，致力于云南省地方中医药古籍的发掘和整理研究，他带领团队先后整理出版了明代著名医药学家兰茂的《医门揽要》及清代著名医家陈子贞编订的清代云南医学堂系列教材《医学正旨择要》等云南地方代表性医学著作，为厘清滇南医学发展脉络、探索滇南医学学术渊源、传承发扬滇南医学体系做出了巨大贡献。

2010年，楚更五教授在云南大理发掘到一系列成书于清末民初时期的云南地方中医古籍，其中包括滇西名医余道善所著的《医学通灵》《仲景大全书》《余氏医论医方集》，滇西北名医沈士真所著的《中医理法针药全书摘要》《岐黄续编》。这系列著作以不同的体例分别从理论到临床、从治法到方药、从药物到针灸、从优生到养生等进行了详细论述，内容丰富、翔实，具有较强的学术和临床价值。2011 年末的一天，他来到我办公室（当时我已经调离云南中医学院工作）用近两个小时的时间给我详细做了以上介绍，并希望今后能有机会到民间收集更多的云南地方中医药的资料进行整理研究，为打造云南地方中医药品牌和特色多做一些工作，其精神令人感动。

遗憾的是天妒英才，2013 年楚更五教授因病不幸逝世，这是云南中医基础学科发展的巨大损失。感谢楚更五教授生前培养了一批很好的研究团队，他们继承了楚更五教授未完成的事业，将他生前收集的这些著作重新集结整理形成《精选清末云南名医著作集萃》，这系列著作的出版和研究，对挖掘和发扬滇南医学特点、推广滇南医学应用具有重要意义。

在《精选清末云南名医著作集萃》正式出版之际，我们深切地怀念楚更五教授，为他对滇南医学的发展所做出的卓越贡献深表敬意和衷心的感谢！更为其弟子团队所做的工作表示衷心的感谢！滇南医学研究少不了这样一支团队！

望其弟子团队继续师傅事业，为滇南医学事业奋发图强！

郑 进

（云南省中医药学会会长，教授，博士研究生导师，

原云南中医学院副院长，原云南省中医药管理局局长）

2019 年 12 月 27 日于昆明

余品高、余泽高序

祖国医学浩如烟海、博大精深，历代先贤论著汗牛充栋。后辈从医之人皆望吸取其精要，临证能得心应手。先祖父余道善研究东汉医圣张仲景之《伤寒论》《金匮要略》，结合云南民族特点、社会文化、气候条件，并汇聚云南多位医家临床经验，增补方论，写成《仲景大全书》，全书共有五册，内容系统全面。

先祖父余道善，字达川，号性初，自号三阳道人，云南省大理县人，祖籍湖北松滋。清同治甲戌年（1874年）十二月出生于下邳（今江苏邳州），卒于甲申年（1944年）八月，是云南久负盛名的医学家、命理学家。

《仲景大全书》是先祖父医学著作中的代表作，他的著述还有《医学通灵》《余性初医案》《余氏批注伤寒论记》《余氏批注金匮要略记》《从学要览》《修身学》等。其中《仲景大全书》《医学通灵》曾以木刻印刷出版，惜因工艺落后，费时费力，印数寥寥，当今世人知之绝少。先祖父去世后，由于时局动乱，再版无望。

曾祖精通医术，但因过早辞世，先祖父未得其真传。但先祖父从小决心继承父业，弘扬医术，治病救人，遂以先辈遗留医著及岐黄仲景之书日夜用心研读，孜孜不倦，博览群书。历经数十年，学业大进，尽得先辈精妙，终成深受人们爱戴的一代名医。先祖父忠信为人，轻财重义，不落俗套，乐道安贫，淡泊名利，省身克己。"举心学吃亏，一钱不亡取"是他做人的原则，因此，就医者每日应接不暇，深受广大患者爱戴。先父余振家，号克五，从小受先祖父教诲，尽得先祖父真传且精于针灸之术，兼通化学，自创土法制作锱水畅销滇西而闻名。

"大跃进"时期，先祖父完成他所有著作的地方"纯楼老宅"被作为编制箩筐粪箕的作坊，所有木刻板露天遭受日晒雨淋而开裂变形，严重损毁，付诸丙丁。随后多年，晚辈历尽千辛，将其书稿妥善藏存，期盼来日面世，为白州人民做出微薄贡献。

改革开放以来，党和政府大力提倡发掘祖国丰富的医学文化宝库。云南中医学院硕士研究生导师、云南中医药古籍文献整理研究带头人楚更五教授独具慧眼，将尘封近百年的先祖父遗著发掘出来，首次对该书进行点校整理出版，使先祖父著作能再现于世，利国利民，以了我余氏历代之心愿。

余道善之孙：余品高　余泽高

庚寅年秋月　于纯楼老宅

校注说明

《精选清末云南名医著作集萃》(余道善卷)为清末民初时期云南大理名医余道善(字性初)所著,是云南大理地方具有代表性的中医古籍,共包括《医学通灵》《仲景大全书》《诊脉要旨》《余记内外良方》《医学五则·伤寒脉诀》《奇方妙术》《余性初医案》《是乃仁术》等著作,其中前七部著作为云南大理名医余道善所著,《是乃仁术》为葆巨公著。

本次点校,结合各著作内容、体例及版面等情况,将《医学通灵》《仲景大全书》两部独立出版,《诊脉要旨》《余记内外良方》《医学五则·伤寒脉诀》《奇方妙术》《余性初医案》《是乃仁术》六部汇编成《余氏医论医方集》出版。

特别说明:《是乃仁术》原书封面记录为葆巨公著,但未查到著者其他信息,且著作内容简洁,因此结合内容、体例及版面等情况,将其与一起发掘到的其他著作合并为一书出版。

本次校勘主要运用本校法,参用对校法,对于校注过程中的具体问题处理如下:

1.原书竖排改为横排,采用现代标点方法对原文重新进行句读。

2.凡原书中繁体字,均改为规范简化字。异体字、古体字、俗写字均适当加以规范,除部分仍保留外,如"胎"(表示舌苔时,当为"苔";表示妊娠等时,则为"胎"),"總"(当为"总"),"症"(部分当为"证"),"府"(部分当为"腑")等字,其余尽量前后律齐,并于首见处注明。

3.底本中因写刻致误的明显错别字,径改,并于首见处注明。

4.原书中有些章节篇幅较长或段落不明,整理时据其内容适当分段,以利于研究。

本次注释方法具体如下:

1.对原书底本中的错讹、脱漏、衍文倒置者,尽可能加以校正,所改动、补入、删减处均以校注序码标出，页末示校记说明。

2. 遇有脱误或脱漏资料补正者，存疑待考。

3. 对原文中出现的生僻字词或方言，如药名、病名和中医术语，尽可能以现代的标准语言及名称加以注释和校正，页末示校记说明。

目　录

序 / 1

凡　例 / 2

卷一 / 3

五　脏 / 5

六　腑 / 5

六　经 / 5

六　气 / 5

六经所司 / 5

六经表里分配脏腑 / 5

五脏所主 / 6

五脏所藏 / 6

五脏开窍 / 6

五脏所伤 / 7

脏腑所合 / 7

脏腑所出 / 8

男女天癸 / 9

五脏六腑分配天干五行 / 9

十二经脉 / 9

经气主治 / 11

六经六气 / 11

冲任督带 / 11

二维二跷 / 11

奇经八脉统论 / 12

全体总论 / 12

五脏所恶 / 13

脏腑为病 / 14

诸病所属 / 14

四时所病 / 14

脏腑通治 / 14

望形察色 / 15

闻声别证 / 15

审治处方 / 15

药性气味阴阳 / 16

性味宜忌 / 16

十　剂 / 16

诊脉精要 / 17

卷二 / 19

伤寒门 / 21

太阳经见证法 / 23

阳明经见证法 / 24

少阳经见证法 / 24

太阴经见证法 / 24

少阴经见证法 / 25

厥阴经见证法 / 25

伤寒结胸痞满辨 / 26

伤寒伏阴脉大论用药之误 / 26

伤寒精论 / 27

卷三 / 53

手太阳小肠经诸病 / 55

足太阳膀胱经诸病 / 56

手阳明大肠经诸病 / 57

足阳明胃经诸病 / 58

手少阳三焦经诸病 / 60

足少阳胆经诸病 / 61

手少阴心经诸病 / 62

足少阴肾经诸病 / 64

手太阴肺经诸病 / 65

足太阴脾经诸病 / 67

手厥阴心包络经诸病 / 68

足厥阴肝经诸病 / 69

卷四 / 73

脉纲 / 75

药性简要 / 78

五脏药味治辨 / 84

续补伤寒精论 / 89

精选清末云南名医著作集萃（余道善卷）内容简介 / 96

序

　　且人居覆载之中，阴阳得其中则身体强健，失其中则疾病发生。自神农氏出，尝百草以疗百病，黄帝继起，著《素问》而医法立焉！厥后天生仲圣，著《伤寒》《金匮》诸篇，为万世立法、千古不易之道也。历代名医，群书迭出，其旨深，其法备。今余复著《医学通灵》一书，得毋书蛇又添足乎？噫，是不然也。夫古圣医书，文法古奥，言简意深，兼之各证中苔①色隐而不露，近今学医者流②，文理大多未通，焉能读《素问》《伤寒》《金匮》之古文而了然于心哉？故人生于世，医学一科，为卫生所必需，日日不可离，况值叔季③之秋，五劫频临，正病之外更增无数瘟疫，是医为当务之急，勿容或缓也明矣。余，生逢斯际，心焉忧之。读古圣金科而撮其要，阅先辈遗传而考其微，以浅近文字演成书篇，各证中言明苔色，详古书之所未详，可谓书蛇又添足乎！且古医诊病之法，望、闻、问、切四端，望色既为诊病之首着，则苔色当不可使之缺点也，举世之千证万证又何尝不现于苔色？兹余不避讥诮，直欲使文理浅显，而习此术者，一读此书而了然于心，诊病时，一望而知其病由，更愿患者不服冤枉之药，不受苦中之苦，是则余之所朝夕祷祝也，夫是为序。

民国十有一年岁次壬戌下元校籍日妙香佛国

性初余道善自序

---

① 苔：原作"胎"，据意径改。

② 流：流派，派别，《汉书·艺文志》："道家者流，盖出于史官。"

③ 叔季：没落，末世，《魏书·释老志》："叔季之世，闇君乱主，莫不眩焉。"宋代朱熹《白鹿洞赋》："在叔季而且然，矧休明之景运。"清代黄景仁《杂诗》："叔季交道薄，所往多干矛。"

凡 例

是书，为初学入门切近之书。首卷，摘录中西汇通切要处，指点人身中脏腑、经脉、六气、阴阳大略；二卷，剖明伤寒六经及杂病脉证治法；三卷，分别十二经诸病及其脉证治法；四卷，详二十八脉法及药性。以浅略文字编成，使学者容易记忆，由浅入深。

是书，为中人以下而设。近今学医者流，文理高尚者少，文理未通者多，以浅近文字著成书，言简法明，词清理切，使初学者一见了然，进步神速。

古医书，如《黄帝内经》《八十一难经》，文法古奥，非具上智聪慧，不能窥其涯涘。《伤寒论》《金匮玉函要略》是汉代文法，亦未易领略。历代诸名医，各有所长，所注解者、著作者，长篇阔论，雕词琢句，无如看书人脑力薄弱，光阴有限，不能记忆许多，看时了了，过后茫茫，总不如是书之便于初学也。

卷　一

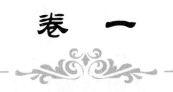

五 脏

心、肝、脾、肺、肾。

六 腑

小肠、胆、胃、大肠、膀胱、三焦。

六 经

太阳、阳明、少阳、太阴、少阴、厥阴。

六 气①

风、寒、湿、燥、火、热。

六经所司

太阳司寒、阳明司燥、少阳司火、太阴司湿、少阴司热、厥阴司风。

六经表里分配脏腑

心与小肠相表里，肝与胆相表里，脾与胃相表里，肺与大肠相表里，肾与膀胱相表里，包络与三焦相表里。三焦，即是脏腑牵连微②丝管油膜是也。

---

① 六气：《素问·至真要大论》："夫百病之生也，皆生于风、寒、暑、湿、燥、火。"一般认为热为火之渐，火为热之极。
② 微：原作"微"，异体字。

膈膜亦是焦，胸部为上焦，腰间为中焦，大腹下为下焦①，此其大概也。

五脏所主

心主血脉，脾主肌肉，肺主皮毛，肝主筋，肾主骨。脾统膏油，三焦统腠理。胰子②，西医名曰膵脏，生于脾之下，统属于脾，有胰子汁通于胃之下十二指肠，以司化人所食之油，脾主消化即此也。腠理，西医名曰细网组织，人身中有五百余条瘦肉，每条外有一层白膜以包罗之，此白膜即是腠理也。肥肉与瘦肉相交间亦有腠理，大小血管有腠理包裹，皮里有膜，亦是腠理，人之周身骨头，亦莫不有腠理。此腠理能收缩，能伸张，腠理一收缩则人恶寒，血管一膨胀则人发热。人感冒风寒，则腠理收缩，腠理收缩（膀胱所化之清气上行，分布周身上下，营养肌肤，通出腠理），清气不能通出，即恶寒也。感受风寒，服发表宣散之药，由内鼓动腠理，腠理冲开之时，气化成水，即出汗也。

五脏所藏

心藏神，肝藏魂，脾藏意，肺藏魄，肾藏志与精。

五脏开窍

心开窍于舌，肝开窍于目，脾开窍于口，肺开窍于鼻，肾开窍于耳与前后二阴。

---

① 胸部为上焦，腰间为中焦，大腰下为下焦：此乃将三焦作为人体上、中、下三个部位的划分方法。此种划分法中，三焦有名无形，但有其生理功能和各自的生理特点。一般将膈以上的胸部，包括心、肺两脏，以及头面部称作上焦；中焦是膈以下、脐以上的上腹部，包括脾、胃和肝、胆等脏腑；脐以下部位为下焦，包括小肠、大肠、肾、膀胱、女子胞、精室等脏腑以及两下肢。

② 胰子：即胰腺。

五脏所伤

忧愁思虑伤心，怒气伤肝，思虑与太饱伤脾，形寒饮冷伤肺，强力举重、久坐湿地伤肾。又风寒暑湿伤形，大恐不节伤志，合此名为七伤。

脏腑所合

肺合大肠。大肠者，传导之腑[①]。肺为清金，大肠为燥金。肺藏魄，而大肠肛门，即为魄门。肺与大肠交通之路，全在肺系膜油之中，由膜油以下达于大肠，而大肠全体皆是油膜包裹，肺与大肠，虽上下相隔，而其气从油膜之中自相贯注，肺与大肠相表里，故相通也。传导者，谓传导肺气，使不逆也。大肠上口名曰阑门，大肠下口名曰魄门也。

心合小肠。小肠者，受盛之腑。心与小肠相表里，脉络循行，小肠全体生连油膜，上循肝膈，透入胸中，而为心包络，心与小肠交通处，全从包络透出，下行达于油膜，乃与小肠相通。小肠受盛五谷，使化精汁，以上奉于心而为血。

肝合胆。胆者，中精之腑。胆附于肝，最为切近。肝者，化生胆汁，而胆汁循油膜入胃，则饮食之物得之乃化。是中焦之精气全赖于胆，故为中精之腑。胆汁为肝所化，是木生火也，胆汁化物，是木能疏土也。

脾合胃。胃者，五谷之腑。脾居胃外，以膜相连。脾主化谷，即胰子汁也。胃主纳谷，是胃为脾之腑也。胃者，俗呼为肚子。脾者，俗呼为连贴。胃之上口曰贲门，胃之下口曰幽门。纳谷少者，胃阳虚，纳谷多而不化者，脾阴虚也。

肾合膀胱。膀胱者，津液之腑。肾为水脏，膀胱为水腑，水入于胃，散走膜膈。胃之通体有无数微丝管出水，水入膜膈，走肝膈，入肾系。肾主沥，溺由肾系出，下走连网。膀胱附着连网溺入之口，即在连网油膜中也。《内经》曰，下焦，当膀胱上口。三焦为决渎之官，水道出焉，溺出膀胱，实则

---

① 腑：原作"府"，据意径改。下同。

三焦主之，而膀胱所主者，则在于生津液。肾中之阳，蒸动膀胱之水，于是水中之清气上升，则为津液。气著于物，乃化为水，气出皮毛为汗，气出口鼻为涕为唾，游溢脏腑内外，则统名津液，实由肾阳蒸于下，膀胱之水化而上行也。

少阴属肾，肾上连肺，故将①两脏。三焦者，中渎之腑也，水道出焉，属膀胱，是孤之腑也，是六腑之所与合也。

三焦生于肾系，由肾系下生连网油膜，是为下焦，中生板油，是为中焦，上生膈膜，是为上焦，其根源实出于肾系。肾系即命门也，命门为相火之根。三焦根于命门，故司相火而属于肾。肾上连肺者，金水相生也。故肾虽一脏，而将为两脏矣。肾主水，而行水之腑实为三焦，三焦即人身膜油，连肠胃，及膀胱，食入于胃，由肠而下，饮水入胃，则胃之四面俱有微丝管将水吸出，散走膜膈，此膜膈即三焦也。水由上焦，历肝膈，透肾系，入下焦油膜以达膀胱，故三焦为中渎之腑，水道出焉，属膀胱者，谓三焦与膀胱相联属也。是孤之腑，谓五脏各配五腑，而三焦司肾水之决渎，又独成一腑也。

脏腑所出

心者，君主之官神明出焉；膻中者，臣使之官喜乐出焉；肺者，相傅之官制②节出焉；脾胃者，仓廪之官五味出焉；肝者，将军之官谋虑出焉；小肠者，受盛之官化物出焉；胆者，中正之官决断出焉；大肠者，传导③之官变化出焉；肾者，作强之官伎巧出焉；三焦者，决渎之官水道出焉；膀胱者，州都之官津液藏焉，气化则能出矣。陈修园曰："胃为仓廪之官，脾为谏议之官。"此说近理。

火交于水即化为气。人心主火，人鼻吸入之气，乃天阳也，气从鼻入其

---

① 将：统领之意。

② 制：通"治"，治理，管理，统治。《吕氏春秋·察今》："治国无法则乱。"衡下车，治威严，整法度。《后汉书·张衡传》："治威严，树立威信。"

③ 传导：原作"传道"，据文意改。下同。

管，入肺，历心系，循背脊，以下入肾系，又从肾系达连网，以至于脐下。吸入之天阳属火也，历心系则引心火而并下，入脐下，即气海也。女子名为胞宫，胞之室，胞即油膜一大夹室，能伸能缩，实大过于膀胱。胞与膀胱只隔一间，又全在微丝血管与膀胱相通。凡人吸入之天阳，合心火下致胞中，则蒸动膀胱之水，化而为气。既化为气，则透出膀胱，入于胞中，上循脐旁气冲，上膈，入肺，而还出于口鼻。上出之气，着漆石则为露珠，在口舌脏腑之中则为津液。且气之出口鼻，其显然者也。又外出于皮毛，以熏肤润肌而为汗，所谓气化，则津液能出者此也。

男女天癸

女子二七而天癸至，任脉通，太冲脉盛，月事以时下。男子二八肾气盛，天癸至，精气溢泻。阴阳和，故有子。

五脏六腑分配天干五行

甲胆乙肝丙小肠，丁心戊胃己脾乡，庚是大肠辛属肺，壬属膀胱癸肾藏，三焦亦向壬中寄。

中焦受气取汁，变化而赤是为血。谷入于胃，脉道乃行；水入于经，其血乃成。营出中焦，卫气出于下焦。心者血，肺者气。血为营，气为卫，相随上下，谓之营卫血生于心，藏于肝，统于脾，纳于肺；气生于膀胱，过于冲，藏于肺。肺司呼吸，分布气，为气之主也。

十二经脉

手太阳小肠，足太阳膀胱，手阳明大肠，足阳明胃，手少阳三焦，足少阳胆，手太阴肺，足太阴脾，手少阴心，足少阴肾，手厥阴心包络，足厥阴肝。

手太阳小肠之脉，起小指之端，循手外，上肘绕肩，入络心，下膈，抵胃，入小肠。手阳明大肠之脉，起大指次指之端，出合谷，行曲池，上肩，贯颊，夹鼻孔，下齿，入络肺，下膈属大肠。手少阳三焦之脉，起小指次指之端，循手表，上贯肘，入缺盆，布膻中，络心包络，下膈，属三焦；支者出耳上角。手太阴肺之脉，起于中焦，还循胃口，上膈，属肺系，出腋下，至①肘臂，入寸口，出大指之端。手少阴心之脉，起于心中，出心系，下膈，络小肠，复上肺，出腋下，至肘抵掌中，入小指之内；其支者上挟咽。手厥阴心包络之脉，起于胸中，属心包络，下膈，历络②三焦，出腋入肘，抵掌中，循中指之端。足太阳膀胱之脉，起于目内眦，上额交巅，下脑后，挟脊，抵腰，入络肾，下属膀胱，循髀外，下至踝，终足小趾。足阳明胃之脉，起眼下，入齿，环唇，循喉咙，下膈，属胃，络脾，下挟脐，至膝下，入足中趾。足少阳胆之脉，起于目锐眦，绕耳前后，至肩下，循胁里，络肝，属胆，下至足，入小趾之间。足太阴脾之脉，起足大趾之端，上膝股，入腹，属脾，络胃，上挟咽，连舌本，散舌下。足少阴肾之脉，起于足小趾之下，趋足心，循内踝，上股，贯脊，属肾，络膀胱，循喉咙，挟舌本；其支者出络心。足厥阴肝之脉，起于足大趾丛毛之际，上足跗，循股内，过阴器，抵小腹，属肝，络胆，挟胃，贯膈，循喉咙，上过目系，与督脉会于巅顶。

大抵手之三阳，由手走头③，手之三阴由胸走手④，足之三阳由头走足，足之三阴由足走胸腹⑤。

直行曰经，旁支曰络，经有十二，络有十五。十二经各有一别络，而脾又有一大络，并任督二络为十五络。

太阴、少阴、少阳，少血多气，厥阴、太阳，少气多血，阳明多血多气。

---

① 至：原作"致"，据文意径改。下同。
② 络：原文无该字，据《灵枢》原文补。
③ 手之三阳由手走头：原作"手之三阳由手走腹"，据医理改。
④ 手之三阴由胸走手：原作"手之三阴由腹走手"，据医理改。
⑤ 足之三阴由足走胸腹：原作"足之三阴由足走头"，据医理改。

经气主治

少阳、太阴从本，少阴、太阳从本从标，阳明、厥阴不从标本，从乎中也。太阳为开，阳明为阖，少阳为枢，太阴为开，厥阴为阖，少阴为枢。

六经六气

少阳之上，火气治之，中见厥阴；阳明之上，燥气治之，中见太阴；太阳之上，寒气治之，中见少阴；厥阴之上，风气治之，中见少阳；少阴之上，热气治之，中见太阳；太阴之上，湿气治之，中见阳明。所谓本也，本之下，中之见也，中见之下，气之标也，本标不同，气应异象。

冲任督带

冲脉起于少腹之内胞中，挟脐左右，上行并足阳明之脉，至胸中而散，上挟咽。任脉起于少腹之内，胞室之下，出会阴之分，上毛际，循脐中央，至膻中，上喉咙，绕唇，终于唇下之承浆穴，与督脉交。督脉起于肾中，下至胞室，乃下行络阴器，循二阴之间，至尻，贯脊历腰俞，上脑后，交巅至囟门，入鼻柱，终于人中，与任脉交。带脉起当肾十四椎，出属带脉，围身一周，前垂至胞中。

二维二跷

阴维起于诸阴之交，内踝上五寸，腨肉分中，上循股内，入小腹，上胸膈，挟咽，与任脉会于廉泉，上至顶前而终。阳维起于诸阳之会，在足外踝下一寸五分，循膝外廉，上抵少腹侧，循胁肋，斜上肘，上于臂臑，过肩前肩井，入肩后，上循耳后，上脑空，至发际中。阴跷为足少阴之别脉，起于跟中，在足内踝前下一寸陷中，直上循阴股，入阴，上循胸里，入缺盆，上至咽咙交贯，上行属目内眦，至睛明穴，在目内眦一分宛宛中。阳跷为足太阳之别脉，起于足外踝下五分，直上循股外，上行肩髃①外廉，循地仓，夹鼻孔旁八分，至目下会于睛明穴，上行入发际，下耳后，入风池而终。在耳后，夹玉枕骨下，发际陷中。

奇经八脉统论

阳维主一身之表，阴维主一身之里，以乾坤言也；阳跷主一身左右之阳，阴跷主一身左右之阴，以东西言也；督主身后之阳，任冲主身前之阴，以南北言也；带脉横束诸脉，以六合言也。

紫阳帝君八脉经云，八脉者，冲脉在风府穴下，督脉在脐后，任脉在脐前，带脉在腰，阴跷脉在尾闾前阴囊下，阳跷脉在尾闾后二节，阴维脉在顶前一寸三分，阳维脉在顶后一寸三分，凡人有此八脉，俱属阴神，闭而不开，惟神仙以阳气冲开，故能得通。八脉者，先天大道之根，采之维在阴跷为先，此脉一动，诸脉皆通。次督冲二脉，三脉总为经脉造化之源。而阴跷一脉散在丹经，其名颇多：曰天根，曰死户，曰复命关，曰酆都鬼户，曰死生根。有神主之，名曰桃康，上通泥丸，下透涌泉。倘能知此，使真气聚散，皆从此关窍，则天门常开，地户永闭，尻脉周流于一身，贯通上下，和气自然上朝，阳长阴消，水中火发，雪里花开，所谓天根月窟常来往，三十六宫都是春，得之者，身体轻健，容衰返壮，昏昏默默，如醉如痴，此其验也。要知西南之乡乃坤地，尾闾之前，膀胱之后，小肠之下，灵龟之上，此乃天地逐日所生气根，产铅之地者，医家不知有此。

全体总论

五脏者，所以存精神气血魂魄者也；六腑者，所以化水谷而行津液者也。

---

① 髃：古同"膊"，意思是肩膀。

脑、髓、骨、脉、胆、女子胞，此六者，存于阴而象于地，故存而不泻，名曰奇恒之腑。胃、大肠、小肠、三焦、膀胱，此五者，天气之所生也，泻而不存，受五脏浊气，名曰传化之腑，输泻者也。魄门上为五脏使，水谷不得久存。人有髓海、有血海、有气海、有水谷之海，以应四海。脑为髓海，冲为血海[1]，膻中为气海，胃为水谷之海。又丹田为气海，肺为气海。胸腹者，脏腑之廓也。膻中者，心主之宫城也。胃者，太仓也。咽喉、小肠者，传送也。胃五窍者，闾门也。廉泉、玉英者，津液之道也。腰脊者，身之大关节也。肢胫者，身之管，以趋翔也。茎垂者，身中之机，阴精之候，津液之道也（茎，阴茎也；垂，垂卵也）。咽喉者，水谷之道也。喉咙者，气之所以上下者也。会厌者，音声之户也。口唇者，声音之扇也。舌者，声音之机也。悬雍垂者，音声之关也。颃颡[2]者，分气之所泄也。横骨者，神气所使，主发舌者也。

五脏六腑之精皆上注于目，骨之精为瞳子，筋之精为黑眼，血之精为络，气之精为白眼，肌肉之精为约束，裹撷[3]筋骨气血之精，而与脉并为系，上属于脑，后出于项中。诸脉皆属于目，诸髓皆属于脑，诸筋皆属于节，诸血皆属于心，诸气皆属于肺。人之血气精神者，所以奉生而周性命者也。经脉者，所以行血气而荣阴阳，濡筋骨，利关节者也。卫气者，所以温分肉，充皮肤，肥腠理，司开阖者也。志意者，所以御精神，收魂魄，适寒温，和喜怒者也。是故血和则经脉流行，营覆阴阳，筋骨劲强，关节清利矣。卫和则分肉解利，皮肤润泽，腠理致密矣。志意和则精神专直，魂魄不散，悔怒不起，五脏不受邪矣。寒温和则六腑化谷，风痹不作，经脉通利，脉节得安矣。

五脏所恶

心恶热、肺恶寒、肝恶风、脾恶湿、肾恶燥。

---

[1] 冲为血海：原作"胞为血海"，据医理改。
[2] 颃颡：咽上腭与鼻相通处。杨上善《太素·卷第八·经脉之一》注："喉咙上孔名颃颡。"张志聪《灵枢集注》："颃颡在会厌之上，上腭与鼻相通之窍是也。"
[3] 撷：原作"结"，据《灵枢》原文改。

脏腑为病

心为噫，肺为咳，肝为语，脾为吞，肾为欠、为嚏，胃为气逆、为哕、为恐，大小肠为泄，下焦溢为水肿，膀胱不利为癃，不约为遗溺，胆气郁为怒。

诸病所属

诸风掉眩，皆属于肝；诸寒收引，皆属于肾；诸气膹郁，皆属于肺；诸湿肿满，皆属于脾；诸痛痒疮，皆属于心；诸热瞀瘛，皆属于火；诸厥固泄，皆属于下；诸痿喘呕，皆属于上；诸禁鼓栗，如丧神守，皆属于火；诸痉项强，皆属于湿；诸逆冲上，皆属于火；诸胀腹大，皆属于热；诸躁狂越，皆属于火；诸暴强直，皆属于风；诸病有声，鼓之如鼓[1]，皆属于热；诸病胕肿，疼酸惊骇，皆属于火；诸转反戾，水液浑浊，皆属于热；诸病水液，澄澈清冷，皆属于寒；诸呕吐酸，暴注下迫，皆属于热。

四时所病

春善病鼽衄，仲夏善病胸胁，长夏善病洞泻[2]寒中，秋善病风疟，冬善病痹厥。

脏腑通治

心与胆通，心病怔忡，宜温胆为主，胆病战栗，宜补心为主。肝与大肠通，肝病宜疏通大肠，大肠病宜平肝经为主。脾与小肠通，脾病宜泻小肠火，小肠病宜润脾为主。肺与膀胱通，肺病宜清利膀胱，膀胱病宜清肺气为主。

---

[1] 鼓之如鼓：原作"按之如鼓"，据《内经》原文改。
[2] 洞泻：《内经》原文为"洞泄"。

肾与三焦通，肾病宜调和三焦，三焦病宜补肾为主。

望形察色

以五色命脏，青为肝，赤为心，白为肺，黄为脾，黑为肾。肝合筋①，心合脉，肺合皮，脾合肉，肾合骨也。

青如草滋者死，青如翠羽者生。黄如枳实者死，黄如蟹腹者生。黑如炲者死，黑如乌羽者生。白如枯骨者死，白如豕膏者生。凡色多青则痛，多黑则痹，黄赤则热，多白则寒，五色皆见则寒热也。

闻声别证

肝木，在音为角，在声为呼，在变动为握。心火，在音为徵，在声为笑，在变动为忧。脾土，在音为宫，在声为歌，在变动为哕。肺金，在音为商，在声为哭，在变动为咳。肾水，在音为羽，在声为呻，在变动为栗。

中盛脏满，气盛伤恐者，声如从室中言，是中气之湿也。言而微，终日乃复言者，此夺气也。言语善恶，不避亲疏者，此神明之乱也。

病人语声寂寂然，喜惊呼者，骨节间病。语声喑喑然不彻者，心膈间病。语声啾啾然细而长者，头中病。

审治处方

寒者热之，热者寒之，微者逆之，甚者从之，坚者削之，客者除之，劳者温之，结者散之，留者攻之，燥者濡之，急者缓之，散者收之，损者益之，逸者行之，惊者平之。

逆者正治，热因寒用，寒因热用；从者反治，塞因塞用，通因通用，其

---

① 肝合筋：原文无，据文意增补。

始则同，其终则异，可使破积，可使溃坚，可使气和，可使必已①。病在下，取之上，病在上，取之下，病在中，旁取之。

药性气味阴阳

积阳为天，积阴为地，阳为气，阴为味。

阴味出下窍，阳气出上窍，清阳发腠理，浊阴走五脏，清阳实四肢，浊阴归六腑。味厚者为阴，薄者为阴中之阳；气厚者为阳，薄者为阳中之阴；味厚则泄，薄则通；气薄则发泄，厚则发热。

辛甘发散为阳，酸苦涌泄为阴，咸味涌泄为阴，淡味渗泄为阳。八者②：或收，或散，或缓，或急，或润，或燥，或软，或坚，所以利而行之，调其气使平也。

性味宜忌

肝欲散，急食辛以散之，用辛补之，酸泻之。心欲软，急食咸以软之，用咸补之，甘泻之。脾欲缓，急食甘以缓之，用苦泻之，甘补之。肺欲收，急食酸以收之，用酸补之，辛泻之。肾欲坚，急食咸以坚之，用苦补之，咸泻之。

辛走气，气病勿多食辛。咸走血，血病勿多食咸。苦走骨，骨病勿多食苦。甘走肉，肉病勿多食甘。酸走筋，筋病勿多食酸。

十 剂

补可扶弱，重可镇怯，轻可去实，宣可去壅，通可行滞，泄可去闭，滑可去着，涩可固脱，湿可润燥，燥可去湿，寒能胜热，热可制寒。

---

① 已：《释名》中为"已也，如出有所为，毕已复还而入也"。

② 八者：原作六者，据原文"或收，或散，或缓，或急，或润，或燥，或软，或坚"，当为八者。

诊脉精要

十二经中，皆有动脉，独取寸口，以决五脏六腑死生之法何谓也？然寸口者，脉之大会。手太阴之动脉也，人一呼脉行三寸，一吸脉行三寸，呼吸定息，脉行六寸，人一日一夜，凡一万三千五百息，脉行五十度，周于身，荣卫行阳二十五度，行阴二十五度，为一周，复会于手太阴。寸口者，五脏六腑之所终始，故法取于寸口也。

掌后高骨，是名曰关，从关至尺，是尺内阴之所至也，从关至鱼际，是寸口阳之所至也。

上部法天，主胸以上至头之有疾也；中部法人，主膈以下至腹之有疾也；下部法地，主脐以下至足之有疾也。

呼出心与肺，吸入肾与肝，呼吸之间脾也，其脉在中，浮者阳也，心肺俱浮，浮而大散者，心也；浮而短涩者，肺也。沉者阴也，肝肾俱沉，牢而长者肝也；按之濡，举指未实者肾也；脾者中州，故其脉在中，是阴阳之法也。

春脉弦，夏脉洪，秋脉毛，冬脉石。四季皆以胃气为本，四时之变病，死生之要会也。

一呼一吸为一息，脉来四至为缓，六至为数，三至为迟。缓为平脉，为有胃气，有胃气曰生，无胃气曰病，胃气绝曰死。

数者腑也，迟者脏也。诸阳为热，诸阴为寒。数为热，迟为寒。

浮者阳也，滑者阳也，长者阳也；沉者阴也，短者阴也，涩者阴也。各以其经所在，名病顺逆也。

按：李濒[①]湖先生著有《脉决规正》，分别二十八脉，极其精微，大抵以浮沉迟数为四大纲领：浮表沉里、迟寒数热，余脉俱在此四大纲领中兼见。其病之虚实，在有力与无力之分，有力为实，无力为虚。浮为表，沉为里，

---

① 濒：原作"蘋"。

假如浮候迟，沉候数是为表寒里热。如浮候数，沉候迟是为表热里寒。如浮候有脉，沉候无脉，此名曰空，病已垂危。如浮候无脉，沉候有脉，其病可治。如寸部有脉，尺部无脉，此为无根，命在旦夕。如尺部有脉，寸部无脉，其病虽重，尚可得生。脉有千变，病有万端，病人之脉要有胃、神、根三种，即是生气，其病易愈。胃者，一息脉来四至和缓也；神者，脉中有神也；根者，尺部沉候有脉也。

卷　二

伤寒门

伤寒，一日太阳经受病，头项痛，腰脊强，恶寒发热，其脉浮。二日阳明经受病，身热，目痛，鼻干，不得眠，其脉长，皆为在表，宜汗。三日少阳经受病，胸胁痛，耳聋，往来寒热，其脉弦，为半表半里，宜和解。四日太阴经受病，腹满，嗌干，其脉沉细。五日少阴经受病，口燥舌干而渴，其脉微缓。六日厥阴经受病，小腹满，囊缩，其脉沉涩，皆为在里，宜下，此其大略也。

六日后，邪气衰，当不治而愈，亦有不罢再传者，或有间经而传者，或有传至二三经而止者，有始终只在一经者，或有越经而传者，或有初入太阳，不作郁热便入少阴而成真阴证者，或有直中阴经而作寒证者，其间千变万化，疑似难明，非神工国手未易穷其变而析其微，俗医浪试，鲜不误人，是以有不用药为中医之说，惟一二日，初觉头痛发热，邪正在表，急急发散，亦可奏功。

伤寒头疼又身热，便是阳证，不可服热药。盖太阴病，头不疼身不热；少阴病，有发热而无头疼；厥阴病，有头疼而无发热，故知头疼又身热即是三阳证，病尚在表，尚未生苔，若投热药，决致死亡。

伤寒必须先攻毒气，不可补益，盖邪气在经络，随证治之，自愈。若妄补正气，使毒气腾炽，每致杀人，惟素系中虚，感受寒邪，乃可用补中益气汤补中发汗。

伤寒不思饮食，不可温补脾胃，盖伤寒邪气在胃，故不饿，不食亦不死，理中健脾等药不可轻服。

伤寒腹疼，亦有热证，不可轻服温药，凡身冷厥逆而腹疼者，方是阴证。若见腹疼便投热药，每致杀人。寒热之分，在乎苔也，热证，口燥舌干，渴水。寒证，口舌滋润，不渴水。

伤寒自利，当辨阴阳、寒热、暑湿、伤食等证。如发热恶寒，头痛，手足温者，此为太阳阳明合病下利，宜用葛根黄连黄芩甘草汤。如寒热往来，头痛下利，小便短赤，舌见厚腻者，宜用柴苓汤。如下利，小便清白，舌滑无苔者，宜用参苓白术散或附桂八味汤。如阳明自利，少阴热极自利者，必口燥渴水，舌干燥黄红色，宜用大承气汤下之。如水泻，小便短赤，舌白厚腻，此为湿利也，宜用胃苓汤分之利之。如胸中胀满饱闷，大腹时满时消，饱气上逆，腹中雷鸣下利者，此为伤食利也，宜用枳术丸或用香砂异功汤健脾消气则愈。

伤寒胸胁疼及腹胀满，不可妄用艾灸，惟寒厥阴证者方可灸之。每见村落间无药之处，伤寒每用艾灸，多致毒气随火而盛，发喘而死者有之，不可不慎。

伤寒手足厥冷，当辨阴阳，不可例作阴证，盖伤寒有阳厥，有阴厥，医者多不辨，往往误药杀人。凡初病发热，至三四日后，热气已深，大便秘，小便赤，口渴苔燥，或谵语昏愦而厥者，阳厥也，所谓热深厥亦深，急用大承气汤下之。若初病不热，大便不秘，小便数，引衣自盖，无热证而厥者，舌见青白，是为阴厥，宜用四逆汤温之。二厥脉俱沉，然阳厥脉沉而滑，阴厥脉沉而弱，阳厥则口渴，指甲时温，阴厥则口不渴，手足常冷，以此为别。

伤寒病已在里，不可用发汗药，盖伤寒证须分表里。如发热恶寒，即是表证，宜发汗。如不恶寒反恶热，即是里证，宜清宜下。又有半表半里之证及无表里之证，皆不可汗，不可下，宜随证治之。

伤寒饮水为欲愈，不可令其恣①饮过度，凡病人大渴欲饮水，当与之以消热气，故仲景以饮水为欲愈。但因而恣饮，恐将来为呕、为喘、为咳逆、为下利、为肿、为悸、为水结胸、为小便不利者多矣，勿多饮为佳。

伤寒病初愈，不可劳动及食羊肉、饮食过多、行房事等，如犯劳复食复，宜用枳实栀子汤；如犯房劳复者，小腹疼痛，宜用烧裈散治之。

伤寒用药，必须以病参脉，方保无误。宜辨视苔色，分其表里。初病邪在表，舌上无苔，脉浮，宜发汗；邪入于里，则黄苔见，脉沉数有力，为胃毒也，宜调胃承气汤②下之。若误用汤丸及失下，其舌必黑，此为坏病，或现

---

① 恣：放纵，无拘束。
② 调胃承气汤：原作"调味承气汤"，据文意改，下同。

紫猪肝①色苔，头痛如破，渴水，手足逆冷，宜用白通汤加人尿、猪胆汁汤治之。若苔色纯黑如漆干裂者，九死一生，心火亢极也，宜用大黄黄连泻心汤下之。

伤寒阴阳二证，治法天渊，然有阳证似阴者，四肢厥冷，昏迷不醒，似是阴证，然身虽寒反不欲衣，指甲红色，口渴，大便秘，小便赤，苔燥，其脉沉滑，此为阳证似阴，当用大承气汤下之，不可作阴证治。又有阴证似阳者，烦躁，面赤，身热，似是阳证，然身虽热反欲得衣，口不渴，指甲黑色，大小便利，手足逆冷，苔润，脉微者，此为阴证似阳，宜用四逆汤温之，不可作阳证治。

伤寒腹疼，不辨寒热，将凉水一小碗与之饮，其痛稍减者，属热，当用凉药清之。清之不已，绕脐硬痛，大便结实，急用寒药下之。倘饮冷水痛甚，则属寒，当用温药和之。和之不已，四肢厥冷，呕吐泻利，急用热药温之。

伤寒六七日后，头痛，发热，恶寒，表证仍在者，宜用桂枝汤微发汗。若便秘，恶热，口渴者，以大柴胡汤微下之。

太阳经见证法

头项痛，腰脊强，发热，恶寒，恶心，是足太阳膀胱经受病。假如先起恶寒者，本病；已后发热者，标病。若有一毫头痛、恶寒身热，不拘日数多少，便宜发散，自然热退身凉，有何变证？

辨脉证治法

脉浮缓无力，自汗出，为风伤营，宜桂枝汤。脉浮紧有力，无汗，为寒伤卫，宜麻黄汤。脉浮紧无汗，兼烦躁者，此为风寒两伤营卫，宜大青龙汤。若本经自入本腑，脉浮，小便短赤而呕，口微渴者，宜五苓汤。若发热不恶寒，汗出而喘，口渴，脉浮洪数者，宜麻杏石甘汤。若血蓄膀胱，其人如狂，头痛，口燥渴水，脉沉数者，宜桃仁承气汤下之。如寒热往来如疟状者，宜麻桂各半汤。

---

① 紫猪肝：原作"紫朱肝"，据文意改。

阳明经见证法

目痛，鼻干不眠，微恶寒，发热，是阳明经受病。假如先起恶寒，身热，目痛，不眠者，阳明经本病。已后潮热自汗，谵语发渴，大便实者，正阳阳明胃腑标病，本宜解肌，标宜急下，看消息用之。

辨脉证治法

脉微洪，发热微恶寒，口不渴，汗出者，用葛根汤去麻黄。无汗者，用麻黄。口微渴，用柴葛解肌汤。口大渴汗出者，苔白燥，用人参白虎汤。脉沉数，潮热自汗，谵语发渴，揭去衣被，扬手掷足，斑黄狂乱，不恶寒而恶热，苔黄燥，大便实者，用大承气汤。

少阳经见证法

耳聋，胁痛，寒热往来，呕而口苦，是少阳经受病。假如先起恶寒身热，耳聋胁痛者，本病。已后呕而舌干口苦者，标病。缘少阳在半表半里之间，正宜用小柴胡汤和解，不可汗下吐也。治之得法，有何坏证，当须识此，宜当慎焉。

辨脉证治法

脉浮弦，寒热往来，苔微白，宜小柴胡汤。胸胁痛、胁下痛者，加枳壳、桔梗。苔红黄，口渴者，用大柴胡汤下之。舌心一路红①者，三焦有热也，加栀子清之。

太阴经见证法

腹满自利，津不到咽，手足温者，是太阴脾经受病。先起腹痛咽干者，

---

① 舌心一路红：地方口语表达，指整个舌均红之意。

本病。已后身目黄，标病。内有寒热所分，不可混治。

辨脉证治法

脉沉无力，腹满者，用桂枝加芍药汤。或呕或利，腹痛，本色苔者，用理中汤。虚寒者，加附子。虚劳腹冷者，用小建中汤。腹痛无外感症者，用芍药甘草汤。脉沉而有力，发热腹痛，口燥舌干，渴水，用桂枝大黄汤。若身目发黄，大便秘，口干燥，用茵陈大黄汤。大便溏泻，苔润者，用茵陈附子汤。

若由三阳经邪热传入太阴，发热，腹满痛，脉弦数，苔黄燥，大渴水者，用大柴胡汤、大承气汤、凉膈散酌而下之。

少阴经见证法

舌干口燥，是少阴肾经受病。先起舌干口燥者，本病。已后谵语，大便实者，标病。至阴经则难拘定法，或可温，或可下[①]。由三阳经传入者为热证，宜下，直中少阴者为寒证，宜温之。

辨脉证治法

脉沉数有力，口燥舌干，渴而谵语，大便实，或绕脐硬痛，或下利纯清水，心下硬痛，俱是邪热燥屎使然，宜用大承气汤下之。若舌黑干燥，舌边青白，头痛渴水，四肢逆冷，用白通加人尿猪胆汁汤。脉沉细无力，无热恶寒，厥冷蜷卧，不渴，或腹痛呕吐、泻利沉重，或阴毒，手指甲唇青，呕逆绞痛，身如被杖，面如刀刮，战栗者，俱是寒邪直入少阴使然，宜用四逆汤、真武汤温之。

厥阴经见证法

烦满囊缩，是厥阴肝经受病。先起消渴烦满者，本病。已后舌卷囊缩者，

---

① 或可温，或可下：原作"或可温，而可下"，据文意改。

标病。亦有寒热两端，不可概作热治。

辨脉证治法

脉沉实，烦满囊缩，消渴，大便实，手足乍冷乍温，舌干燥，用大承气汤下之。脉沉迟，口吐涎沫，或四肢厥冷过于肘膝，不渴，小腹绞痛，呕逆者，用通脉四逆汤、吴茱萸汤、真武汤、回阳救急汤温之。脉浮缓者，病自愈。由三阳传经入厥阴，舌卷，囊缩，烦满者，旦夕死矣，不治。

伤寒结胸痞满辨

伤寒结胸者，今人不分曾下与未下，便呼为结胸，用以枳桔汤，反成真结胸者有之，殊不知乃因下早而成。未经下者，非结胸也，乃表邪传至胸中，未入于腑，症虽满闷，尚为在表，正属少阳部分，只需小柴胡汤加枳壳、桔梗治之。其闷不解，则以本方对小陷胸汤，一服豁然。若因下早而成者，方可用陷胸汤分浅深从缓而治之，不宜太峻，此乃清道至高之分。若过下之，则伤元气也。太阳证无汗，此寒伤卫气，治当发表，而误下之，卫气重伤而成痞满。太阳证有汗，此风伤营血，治当发表，而误下之，营血重伤而成结胸，脉浮大者，未可下，犹带表证。若结胸证，烦躁悉具者，必死矣。

伤寒伏阴脉大论用药之误

夫病身不热，头不疼，初起怕寒，四肢厥冷，腹痛，呕吐，泄泻，蜷卧，沉默不渴，脉来沉迟无力，人皆共知为阴证必矣。致于发热，面赤，烦躁，揭去衣被，脉大，人皆不识，认作阳证，误投寒药，死者多矣。不知阴证不分热与不热，须凭脉用药，至为切当。不问脉之浮沉大小，但指下无力，重按全无，便是伏阴，不可与凉药，急与五积散一服，通解表里之药，随手而愈。若内有沉寒，必须姜、附以温之。脉虽洪大，按之无力，重按全无者，阴脉也。若将伏阴之证而误作热证，用凉药治之，则渴愈盛而躁愈急，岂得生乎？此取脉不取证也。

伤寒精论

愚按：治感症大法，总以始终照管胃中津液为第一奥旨，盖邪之所感，皮毛闭塞，气不外达，郁而成热，热积皮毛不解，渐而肌肉热矣，渐而各经络无不热矣，渐而热气皆壅塞，阳明腑中热矣，此必然之势也。又况后代血气未衰，早御酒肉厚味，胃中素有湿热者多，一旦客热交并，区区阴津几何，能当此烈焰燎原乎？凡感症之死，皆由胃汁干枯，故死也。是以古人立法，及其邪之在表，血气未伤之时，当汗。汗之，所谓开鬼门也，欲热从汗解，则清宁安固而血气全保不伤矣。当其邪之在里，血气渐亏之际，可下。下之，所谓洁净腑也，欲热随便通，则焦灼顿除，而气血可徐俟其来复矣。其有血气素亏之人，三四五日之后，不论表证解与不解，里证急与不急，一见口干唇裂，舌苔焦黑燥硬，全用滋养清凉。虚甚者，并凉药，弗①用纯阴重剂，加潞党数钱，升发运用，但得胃中津液不竭，其人必不即死，及其津液渐充，汗自能来，宿物自下。至所谓胃中之津液，非他，即周身血气所化，积叠胃底，此后天之本也。凡人平日之强弱，及遇外感贼邪之难治易治、可治不可治，强半凭此。粗工不知，无论新久虚实表里，苟见身热，风药混表，一觉满闷，攻中破气杂投，不效，大黄枳朴继进，必求一便以毕其技能，岂虑热得风而益炽，阴被劫而速亡（二语是感症致死根苗），何其与先贤之意适相反哉？兹所集说，先后缓急不爽，轻重攻补适宜，而大旨所在，总始终照顾阴津，以为胜邪回生之本（二语是感症治法主脑）。学者由此更遍参先贤之书，以尽其精微，极其变化，则感症之道备而于他症亦思过半矣。

口渴

热在上焦，渴欲饮水，而所饮之水些微，宜用元麦二陈之剂。热在中焦膈间，饮水多，宜用凉膈散下之。热在阳明胃腑，饮水最多，舌黄燥，宜用

---

① 弗："不"之意。

调胃承气汤下之。热在下焦大肠之腑，有燥屎不下，渴水多，舌黄燥，宜用大承气汤下之。若阳浮于上，渴水，小便清白，舌滑者，宜引火归元，宜用肾气丸治之。

伤寒邪传里则渴，故渴为阳明本病。昔人用黄连、滑石、花粉、葛根及白虎（无汗，则虽渴忌与白虎），加入人参清之。甚者，大柴胡汤下之是也。若夫肾虚火不归经，渴饮冷水者，为十全大补八味之证（此证亦有水亏不能配火，而火乘于上者，当从六味、左归以滋其阴而火自降矣）。又有阴虚烦躁而渴者，不能饮水也，宜冷服四逆汤（此证最易混入白虎证去，一或误投，死生立判，临证当细心体察）。又有伤寒食少而渴者，当以和胃之药主之，白术、茯苓是也，如用凉药，胃愈损矣（四君或补中，然必合生脉，其效乃捷）。又有得之劳倦内伤者，乃脾虚，元气大虚而渴也，舌虽干，须以阳药为主，四君重加黄芪，更佐以归、杞、熟地、五味，有守服至二三十剂，大汗而解者（此非医家真知，病家笃信，焉能取效），此皆不得以[①]阳明证治之。有一等中气虚寒，寒水泛上，逼其浮游之火于咽喉口舌之间者，渴欲引饮，但饮水不过一二口即厌，少顷复渴，饮亦不过若此，盖上焦一段欲得水救，至中焦则以水见水，正其所恶也。如面红烦躁，小便清，舌不燥者，理中汤送八味丸，或用附子理中加麦冬、五味亦效。又有一等，日欲饮水，然饮下少顷即吐，吐出，少顷复求饮，药食不能下，此是阴盛格阳，肾经伤寒之证，仲景以白通汤加人尿、猪胆汁，热药冷服之法一服即愈。二证一属太阴，一属少阴，不得混着。

谵语

胃中热甚，上乘于心，心为热冒则神昏而言语谬妄也，宜白虎解毒及承气等剂，看微甚用之，然必大便秘，小便涩，渴水，脉洪数有力，苔色红黄干燥者，方可。若其人手足逆冷，脉微细，或洪大而数，按之无力者，乃神不守舍，语言失次耳，须用参、芪、归、术等。甚者，加附子，或附子理中

---

① 以：原文无该字，据文意补。

汤，或附子汤（参、术、苓、附、芍）加人参（败证往往有此，误投解毒立死）。有已出汗，声粗而言妄者，此是汗后津液不合，乃非阳非阴者，慎不可下，宜小柴胡和建中各半帖，和营卫，通津液。有病后血气未复，精神未全，多于梦寐中不觉，其声如魇，此乃郑声，宜用归芍六君汤补之。

红汗

伤寒热甚不得汗，衄血者，乃热入血分，欲从衄解也，四物汤去川芎，加升麻、牡丹皮、黄芩之类清之（非升麻不能达阳明清火）。亦有衄后病反重者，更伤其阴也，大为危候，其衄势必大甚，都气饮或生六味加白芍。若血来太多，致耗中气，当大补其阳，当归补血汤加参、草。虑[1]虚火上浮，加麦冬、五味子。若审胃气未伤的，系热邪有升无降者，滋肾丸，应手即止，有得生者。

若鼻衄太多，流不止者，急用温热水多数深泡两足止之。

看苔辨证[2]

邪在表则未生苔，在里则生苔而滑。苔白者，丹田有热，胸中有寒，邪在半表半里也，宜用小柴胡汤和解。苔白而薄者，有痰饮也，宜用二陈汤清之。白而厚腻者，脾受湿也，宜用四苓汤利之。若下利，宜用胃苓汤分之利之。若发热，宜用柴苓汤解之利之。苔[3]厚白干燥，有芒刺，大渴水，乃邪热传里，宜用四苓大柴胡汤利之下之。热入渐深者则燥而涩，热聚于胃则苔黄，干燥渴水。宜用调胃承气汤下之。苔黄而厚，干燥者，宜用五苓承气汤下之利之。苔浮黄厚腻，有津液者，宜清虚热、利小便，用四苓加黄芩汤。若热病口干舌黑，乃肾水刑于心，火热益甚而病益笃矣，法宜当下，用元麦大承气汤。然亦有苔黑属寒者，舌无芒刺，口有津液也，当用温补之剂，宜八味汤。寒入阴分，则生青白色苔，四肢逆冷，宜用四逆汤、附子理中汤。苔见

---

① 虑：考虑（思索问题，以便做出决定）。《说文解字》曰："虑，谋思也。"
② 看苔辨证：原作"看胎辨证"，据医理改。下同。
③ 苔：原文无，据文意补。下同。

灰白色，是寒极也，逆冷恶寒，宜用真武四逆汤加麻黄温之。舌鲜红者，少阴有热也，宜用元参、麦门冬、犀角、知母之类。从三阳邪热传入少阴，舌红苔黄燥，宜用大黄黄连泻心汤。舌尖有鲜红子子者，[①] 心经火也，宜用黄连、连翘清之，或用芩连姜半汤清之。舌中心一路红者，三焦有热也，宜用栀子泻之。由三阳传入少阴、厥阴，舌见紫如猪肝色，渴饮冷水，用大柴胡汤加龙胆下之。又有阴盛格阳，发热渴水，四肢逆冷，舌紫如猪肝，或灰紫色，宜用白通汤加人尿、猪胆汁汤解之。又有舌心黄，舌边青者，是阳明有热，少阴有寒，宜用玉女煎治之。脐腹扭痛者，用温脾汤下之温之，寒热分解矣。学者由此细心理会变通，神而明之，一见舌苔，即知其病之所在也。

当汗诸证

伤寒证，始于太阳，故以发汗为先，汗出则愈。凡发汗病症仍在者，三日内可二三汗之，令腰以下周遍为度，但有一毫头痛恶寒，当为在表，脉浮紧者当汗，脉浮缓者亦当汗。纵与阳明合病，喘或胸满，亦当汗。再见胸胁[②]痛，口苦，耳聋，三阳合病，亦当汗，不当下也。少阴病反发热恶寒，腰痛，鼻流清涕，当发汗，宜用麻黄附子细辛汤。

当下诸证

发汗不解，腹满痛者，急下之。下利，三部脉皆平，按之心下硬者，急下之。脉滑而数，有宿食也，宜下之。寸脉浮大，按之反涩，尺中亦微而涩，知有宿食，宜下之。伤寒六七日，目中不了了，睛不和，无表里证，大便难，身微热者，此为实也，宜下之。阳明病，发热汗多者，急下之。少阴病，得之二三日，口燥咽干者，急下之。少阴病，自利清水，色纯青者，心必痛，口必燥，宜下之。厥阴证，舌卷囊缩，宜急下之，此证亦有寒极而缩者，舌润，口有津液也，宜用回阳救急加吴茱萸汤。阳明证陷入厥阴，口干舌燥，此为热结，当泻阳以救阴。有病循衣摸床，两手撮空者，此胃热也，亦宜下之。血蓄膀胱，其人如狂，渴水者，急用桃仁承气汤下之。有病发热，舌黄

---

① 舌尖有鲜红子子者：为地方俗语，即舌尖有鲜红点刺之意。
② 胸胁：原作"胸肋"，据文意改。

燥，谵语，渴饮冷水者，大承气汤下之。有痞满而无燥实者，小承气汤下之。有燥实而无痞满者，调胃承气汤下之。痞满燥实兼全者，大承气汤下之。少阳热证，渴饮冷水，舌红苔黄者，大柴胡汤下之。

忌汗诸证

阳盛阴虚，下之则愈，汗之则死。阴盛阳虚，汗之则愈，下之则死。脉浮紧，身痛，宜汗之。如尺脉迟者，不可发汗，以营弱血少故也。

咽喉干燥者，不可发汗，津液不足也。咳而小便利，若失小便者，不可发汗，汗则四肢厥冷，肺肾虚冷也。下利，虽有表证不可发汗，汗出必走津液而胀满，胃气虚也。淋家不可发汗，汗出必便血，亡耗精液，反增客热也。衄家不可发汗，汗则阴阳俱虚也。疮家虽身痛，不可发汗，发汗则痉。少阴病，脉沉细数，病为在里，不可发汗。少阴病，但厥无汗，而强发之，必动其血，或从口鼻，或目出，是为下厥上竭，难治。脉动数微弱者，不可发汗。脉沉迟，为在里，反发其汗，则津液越出，大便难，表虚里实，必谵语。汗家重发汗，必恍惚心乱。腹中左右上下有动气，不可发汗。大便下血，及失血，不可发汗，发汗必亡津液也。

忌下诸证

太阳病，外病未解，不可下。浮大之脉不可下，浮大为邪在表。恶寒不可下，恶寒为邪在表。呕多，虽有阳明证不可下，呕则邪在上焦也。阳明证不能食，攻之必哕，胃中虚冷故也。阳明经证，应发汗，反下之，此为大逆。太阳阳明合病不可下。少阴病，阳虚，尺脉弱涩者，不可下。脉浮数不可下，数为血虚，下之必亡阴。恶水者，不可下，下之必里冷，不嗜食，完谷出。头痛目黄者，不可下。虚家，不可下。阳微，不可下，下之痞硬。

诸四厥逆者，不可下。太阳证，不可下，下之必成结胸。诸经一切杂病，口舌不干燥，不渴水者，不可下之。

伤寒日数虽多，但有表证而脉浮者，犹宜发汗。日数虽少，若有里证而脉沉者，宜即下之。

内伤外感辨

伤于饮食劳逸、七情六欲，为内伤。伤于风寒暑湿，为外感。内伤发热，时热时止。外感发热，热甚不休。内伤恶寒，得暖便解。外感恶寒，烈火不除。内伤恶风，不畏甚风，反畏隙风。外感恶风，见风便恶。内伤头痛，时痛时止。外感头痛，连痛无休，直待表邪传里方罢。内伤有湿，或不作渴，或心火乘肺，亦作燥渴。外感须二三日外，表热传里，口方作渴。内伤则热伤气，四肢沉困无力，倦怠嗜卧。外感则风伤筋，寒伤骨，一身筋骨疼痛。内伤则短气不足以报息，外感则喘壅气盛有余。内伤则手心热，外感则手背热。外感伤寒则鼻塞，伤风则流涕，然能饮食，口知味，腹中和，二便如常。内伤则懒言恶食，口不知味，小便黄赤，大便或秘或泄。人迎主表，外感人迎大于气口，气口主里，内伤气口大于人迎。内伤证属不足，外感证属有余。内伤重者，补养为先，外感重者，发散为急。

伤寒伤风辨

伤寒郁而后能发热，伤风即能发热。伤寒无汗，伤风有汗。伤寒手足微厥，伤风手足背皆温。伤寒脉浮紧，伤风脉浮缓。

阴阳表里辨

阳证之表，发热恶寒，头痛脊强，便清不渴，手足温和。阴证之表，无热恶寒，面惨息冷，手足厥逆。阳证之里，唇焦舌燥，烦渴掀衣，扬手掷足，大便秘结，小便赤涩，爪甲红活，身轻易于转侧，脉浮洪数。阴证之里，不渴，蜷卧，引衣自盖，唇紫舌卷，大便滑泄，小便清白，爪甲青黑，身重难于转侧，脉沉细数。惟腹痛与呕，阴阳里证皆有之。

三阳证

三阳证，又有阴阳表里之分。太阳以热在皮肤、头痛项强，在经为表，以口渴尿赤、热入膀胱，在腑为里。阳明以热在肌肉、目痛不眠，在经为表，以口渴背寒为热渐入里，若自汗狂谵，热已入胃腑，为全入里。少阳以胸胁之间为半表半里。以上皆发热，太阳恶寒，阳明自汗，少阳多呕，皆三阳证也。大抵阳证多得之风寒暑湿，邪生于太阳也。阴证多得之饮食起居，七情六欲，邪生于少阴也。故曰伤寒内伤，十居八九也。

三阴证

腹痛自利，里寒也。三阴自利居多，身凉脉静者顺，身热脉大者逆。内寒，故恶寒不渴，寒则血脉凝滞，阳气不能敷布，故一身尽痛而手足厥冷；反不恶寒，面赤发燥，阴盛格阳于外也；寒留胸中，故食入即吐；膈有寒饮，故逆而干呕；虚火上炎，故咽喉疼痛；虚阳扰乱，外见假热，故昼日烦躁，夜则安静。过汗则亡阳而表虚，误下则亡阴而里虚，阴阳表里俱虚，乃生烦躁，宜用人参、茯苓以除烦，附子、干姜以解躁。

汗后恶寒人必虚，下后发热人必实。

少阴脏中，重在真阳，阳不回则邪不去。厥阴脏中，职司藏血，不养血则脉不起。即遇久寒之人，亦不用干姜、附子，只用吴萸之走脾者，自上而下，生姜之辛散者，自内达外也。

三阴中寒

初病，无身热头痛，是无表证，邪不在阳也。恶寒厥逆，是寒中于里，阳气不宣于四肢也。引衣自盖，蜷卧沉重，是寒中少阴也，宜用四逆汤。腹痛吐泻，不渴，是寒中太阴也，宜用附子理中汤。指甲唇青，口吐沫涎，是寒中厥阴也，宜用吴茱萸加附子汤。至沉迟无脉，阴寒为已甚矣，宜用回阳救急汤。

伤寒下利

由三阳传阴经而下利者，为协热利。阴寒直中阴经而下利者，为寒利。外邪传里而腹痛者，其痛不常。阴寒在内而腹痛者，痛无休止，时欲作利。大腹属太阴，小腹属少阴，脐下属厥阴。亦有挟食积与痰火者，三阳下利。身热手足温者，太阴下利也。身冷，少阴厥阴下利也，虽有表证，不可发汗。

伤寒表里寒热辨

太阳在表无腹痛。少阳半表半里，有胸胁[①]痛而无腹痛。阳明腹满急痛

---

① 胸胁：原作"胸肋"，据文意改。

者，里实也，宜下之。三阴下利而腹痛者，里寒也，宜温之。肠鸣泄泻而痛者，里虚有寒也，宜温中散寒。

伤寒脉沉细，欲吐不吐，心烦但欲寐，五六日利而渴者，为少阴证，真武汤主之。

阴寒为病，内无燥热则口中和，阳气内陷则消烁津液，口燥舌干而渴。欲辨阴阳寒热之不同，当以口中润燥详之。一法，看小便清则为寒，赤则为热，亦可辨也，并看苔色深浅。

阳明证

邪热甚，脉洪大，热在表而浅，邪热[①]甚，故恶寒。热入里而深，邪甚无畏，故不恶寒，反恶热。伤风有汗，伤寒无汗，传入阳明则有汗，里热作渴，阳明主肌肉，故肌热，脉交额中，故目痛，脉挟鼻，故鼻干，胃不和，故卧不安。平旦属少阳，日中属太阳，日晡属阳明。伤寒证，日晡发热为胃实，无虚证，胃热失下，必发斑。

伤寒两感辨

伤寒，一日太阳受之，太阳脉，循腰脊，经头项，故头项痛，腰脊强。二日阳明受之，阳明主肌肉，其脉挟鼻络目，故身热，目痛，鼻干，不眠。三日少阳受之，少阳胆脉循胁络耳，故胸胁痛而耳聋。四日太阴受之，太阴脉布胃中，络嗌，故腹满而嗌干。五日少阴受之，少阴脉贯肾络肺，系舌本，故口燥舌干而渴。六日厥阴受之，厥阴脉循阴器，络于肝，故烦满而囊缩。两感者，谓一日太阳与少阴俱病，有头痛项强而又口干烦渴也，二日则阳明与太阴俱病，有身热谵语而又腹满不欲食，三日则少阳与厥阴俱病，有胁痛耳聋而又囊缩厥逆也，此阴阳表里俱病，欲汗之则有里证，欲下之则有表证，故《内经》皆云必死也。

伤寒传经辨

太阳为诸阳之首，故多传变。如太阳传阳明，水伤土也，谓之微邪，又为循经得度传[②]。太阳传少阳，谓之越经传。太阳传太阴，谓之误下传。太阳

---

① 热：原作"恶"，疑为笔误，据医理改。
② 循经得度传：即循经传，"得度"为合乎法度之意。

传少阴，谓之表里传，水胜火，火胜水 ①，此南北二方之变，顷刻害人，变化无常，辨之不早，必成不救。太阳传厥阴，谓之首尾传，三阴不至于首，惟厥阴与督脉上行，与太阳相接，又名循经得经传，灾变致重矣。

伤寒温热逆冷辨

邪在三阳则手足热，至太阴则手足温，至少阴则邪热渐深，四肢逆而不温，至厥阴则手足逆冷。经曰：热深厥亦深，热微厥亦微，按渴水不渴水分别寒热治之。

三阳喘嗽辨

少阳证，有嗽无喘，有喘非少阳也。阳明证，有喘无嗽，有嗽非阳明也。伤寒脉弦细，头痛发热者，属少阳，不可汗，汗之则谵语。

三阳络

三阳之气，皆会于头额：从额至顶，络脑后者，属太阳；从额至鼻下面者，属阳明；从头角下耳中，耳之前后者，属少阳。

头痛

邪从外入，令人头痛，身重恶寒，此伤寒头痛也。头痛耳鸣，九窍不利，肠胃之所生，乃气虚头痛也。心烦头痛者，过在心、小肠，乃湿热头痛也。如气上不下，头痛巅痛者，下虚上实也，过在膀胱与肾，乃风湿头痛也。如头半边痛者，先取手少阳、阳明，次取足少阳、阳明，此偏头痛也。有厥逆头痛者，所犯大寒，内至骨髓，髓以脑为主，脑逆故头痛，齿不痛。有真头痛者，甚则脑尽痛，手足寒至节，死，不治。

太阳头痛，恶风寒，脉浮紧，羌活、独活、川芎、麻黄、桂枝之类为主。少阳头痛，往来寒热，脉弦细，柴胡、黄芩为主。阳明头痛，自汗，发热恶寒，脉浮缓长实，升麻、葛根、白芷、石膏为主。太阴头痛，必有痰，体重或腹痛，脉沉缓，苍术、半夏、芍药、甘草为主。少阴头痛，三阴三阳经不流行，而足寒气逆，为寒厥，脉沉细，麻黄、附子、细辛为主。厥阴头痛，

---

① 水胜火，火胜水：即表里相争之意。

项痛或吐涎沫，厥冷，脉浮缓，吴茱萸汤为主。血虚头痛，当归、川芎为主。气虚头痛，人参、黄芪为主。气血两虚头痛，调中益气汤少加川芎、蔓荆子、细辛。清空膏，风湿头痛药也；白术半夏天麻汤，痰厥头痛药也；羌活附子汤，厥逆头痛药也。如湿气在头者，以苦吐之，如瓜蒂散、浓茶之类是也。阳虚头风痛者，附子六君汤是也。

偏头痛者，太阳少阳相火也，有痰者多。左属火属风，多血虚；右属痰属热，多气虚。浅而近者为头痛，深而远者为头风，当验其邪所从来而治之。

腹痛

腹痛者，有寒，有热，有虚，有实，有食积，有湿痰，有死血，有虫。寒痛者，痛无增减，或兼吐利，理中汤主之。热痛者，时痛时止，腹满坚结。实痛者，痛甚胀满，手不可按，俱^①宜大承气汤下之。虚痛者，按之便减，宜用芍药甘草汤。食痛者，痛甚则利，利后痛减，宜用枳术丸或香砂异功汤。死血痛者，痛有常处，用三棱^②、莪术之类。湿痰痛者，脉滑，痰气阻滞，不得升降，用姜、桂、二陈之类。虫痛者，时止时作，面白唇红，宜用健脾除湿，平肝杀虫之类，看其体强弱深浅用之。大抵胃脘^③下，大腹痛者，多属食积；外邪绕脐痛者，属痰火积热；脐下少腹痛者，属寒，或瘀血，或溺涩。

胁痛

胁痛者，多是肝木有余，宜用枳桔小柴胡汤加川芎、白芍、青皮。左胁痛，宜活血行气。右胁痛，宜消食清痰。胁者，肝胆二经往来之道，其火上冲，则胃脘痛，横行则两胁痛。

腰痛

腰痛者，属肾虚。痛有定处，属死血。往来走痛，属痰。腰冷身重，遇寒便发，属寒湿。或痛或止，属湿热。而其原多本于肾虚，以腰者肾之府也。肾虚，宜八味汤调其水火则愈，或用归脾汤加芡实、莲子、阿胶珠补之。如

---

① 俱：在此当指热痛者、实痛者均宜大承气汤下之。
② 三棱：原作"三稜"，疑为笔误，据医理改。
③ 脘：原作"腕"，当为笔误，据文意改。

有他证，按法治之。

心窝痛

心窝痛者，当分新久。若初起，因寒因食，宜当温散，久则郁而成热，若用温，则助痛添病矣，宜用半夏泻心汤。此病虽日久不食无妨，若痛止恣食，病必再作也。

手足痛

凡手足，前廉属阳明，后廉属太阳，外廉属少阳，内廉属厥阴，内前廉属太阴，内后廉属少阴。以臂贴身垂下，大指居前，小指居后定之。手足痛者，当分是何经络，用药为引，如太阳：羌活、防风，阳明：升麻、葛根、白芷，少阳：柴胡，厥阴：吴茱萸、川芎、青皮，太阴：苍术、白芍，少阴：独活、细辛。

咳嗽症辨

有一咳痰即出者，脾湿胜而痰滑也，宜燥其脾，若利气之剂所当忌也。有连咳痰不出者，肺燥胜而痰涩也，宜利其肺，若燥脾之剂所当忌。有肺受寒，痰难升者，用枳壳、桔梗以开提之。痰难升而咳出清水、清沫者，用小青龙汤加茯苓驱之。

久咳，有痰者燥脾化痰，无痰者清金降火。盖外感久则郁热，内伤久则火炎，俱要开郁润燥。其七情气逆者，顺气为先，用苏子降气散治之。停水宿食者，分导为要，用二陈汤加枳壳、香附、细辛、五味子治之。气血虚者，补之敛之，不可妄用涩剂，宜用人参养荣汤治之。

稠者为痰，稀者为饮，水湿其本也，得火则结为痰，随气升降，在肺则咳，在胃则呕，在头则眩，在心则悸，在背则冷，在胁则胀，其变不可胜穷也。

感风者，鼻塞声重；伤冷者，凄清怯寒。挟热为焦烦，受湿为缠绵，痰血则膈间腥闷，停水则心下怔忡，或实或虚。痰之黄白，唾之清稠，从可知也。痰饮流入四肢，令人肩背酸痛，两手罢软，误以为风则非其治。

痰涎为物，随气升降，无处不到，入心则迷成癫痫，菖蒲二陈归脾汤治

37

之；入肺则塞窍咳喘，背冷，六君子汤加葶苈子治之；入肝则胁痛，干呕，寒热往来，小青龙汤去细辛、五味子，加青皮治之。入经络则麻痹疼痛，六君子汤加淫羊藿、石枫丹治之。入筋骨则牵引成四肢不仁，摇动成风，桂枝、白附子、淫羊藿、石枫丹、金毛狗脊合异功汤治之。入皮肉则瘰疬瘰疽，二陈瓜贝散加桔梗治之。盖痰之本，水也，湿也，得气与火则结为痰。

脾无湿不生痰，脾为生痰之源，肺为储痰之器①。有声无痰曰咳，盖伤于肺气也；有痰无声曰嗽，盖动于脾湿也；有声有痰曰咳嗽，或因火、因风、因寒、因湿、因虚劳、因积食，宜分症论治，故咳嗽以治痰为主，而治痰以顺气为先。

二陈汤，为治痰之总剂。寒痰，加干姜、细辛、五味子。何谓寒痰，清白痰、涎沫是也。热痰，加黄连、黄芩、干姜。何谓热痰，黄稠痰是也。湿痰，加苍术、茯苓。风痰，加胆南星、前胡。痞痰，加枳实、白术。肺气不利，痰难升，或胸胁微痛，加枳壳、桔梗。黏痰，加贝母。何谓黏痰，结成团成丝是也。稠痰，加桑白皮；痰多，加牛蒡子。有外感风寒而咳嗽者，用参苏饮治之。咳而牵引胁腹痛者，加入麻黄、杏仁。若寒水射肺，咳出清痰清水者，用小青龙二陈汤治之。咳嗽，每日吐痰成盆多数者，脾湿痰也，用六君子汤加益智仁涩之。咳而实喘者，二陈汤加杏仁、厚朴。咳而虚喘者，二陈汤加款冬花、贝母、麦冬、紫菀。肺热鼻干，二陈汤加桑白皮、天冬、知母之类。微渴者，元麦二陈汤治之。咳而呕，小便短赤者，二陈汤加猪苓、泽泻治之。咳清痰而又渴饮冷水者，小青龙汤加石膏治之。若五更咳甚，晨见黄痰，午后见清痰者，补中汤加黄连、细辛、五味子、干姜、半夏、茯苓、桔梗治之。干咳无痰者，润肺为先，用参麦二陈汤去半夏治之。半夏为燥痰之药，渴家、血家、汗家当忌之。致久病，阴火上升，津液生痰不生血，宜补血以制相火，其痰自除。

余素脾寒胃强，感寒，每见清痰，是足太阴脾湿，而手太阴肺寒也，用白术②、半夏、干姜各一两，人参、黄芪③、附子各五钱，肉桂、茯苓、炙甘草、

---

① 脾为生痰之源，肺为储痰之器：原作"脾为生痰之源，肺为感痰之器"，据《医宗必读·痰饮》改为"脾为生痰之源，肺为储痰之器"。

② 白术：原作"于术"，径改。下同。

③ 黄芪：原作"口芪"，径改。下同。

麻黄各三钱，细辛二钱，五味子一钱，治之神效。

肿胀辨

肿属脾，胀属肝。肿则阳气犹存，如单胀而不肿，名蛊胀，为木横克土，难治。肿胀者，朝宽暮急为血虚，四物汤加防己治之；暮宽朝急为气虚，四君子汤加黄芪治之；朝暮俱急为气血两虚，十全大补汤加防己治之。由心腹而散四肢者吉，由四肢而入心腹者凶。男自下而上，女自上而下，皆难治。

水肿，有痰阻、食积、瘀血致清不升、浊不降而成者，有湿热相生、隧道阻塞而成者，有燥热冲激、秘结不通而成者，症属有余。有服寒凉、伤饮食、中气虚衰而成者，有大病后正气衰败而成者，有小便不利、水液妄行、脾不能制而成者，症属不足。宜分别治之，然其源，多因中气不足而起。

阳水先肿上体，肩背手膊，手三阳经。阴水先肿下体，腰腹胫跗，足三阴经。肿属脾，胀属肝。肿胀，唇黑则伤肝，缺盆平则伤心，脐平则伤脾，足心平则伤肾，背平则伤肺，皆不可治。腹胀身热，脉大者，是逆也，多死。

有声，按之如鼓，为鼓胀；气不通利，为气胀；血不通利，为血胀。但气少心下坚大而病发于上，血结绝门而病发于下。气血不通，则水不通而尿少，尿少则水积而为水胀。湿热相生，则为热胀。治法：腰以上肿，当发其汗；腰以下肿，当利其小便。发汗，宜用黄芪麻黄汤；利小便，宜用防己五苓汤。

有水停胸腹，肿胀日久，水难消者，宜用仲景半夏甘遂白蜜汤，反逐之。胀证多不同，清补贵得其宜。气虚宜补气，血虚宜补血，食积宜开导，痰滞宜行痰，挟热宜清热，湿盛宜利湿，寒郁宜散寒，怒郁宜行气，蓄血宜消瘀，不宜专用行散药。亦有服参、芪而反甚者，以挟食、挟热、挟血、挟寒，不可概作脾虚气弱治也。

水肿者，以商陆炖肉食消之，或用海花煮粥消之。

中满

凡胸中满、心下满者，皆气也。腹中满者，或燥屎，或宿食；小腹满者，或溺，或血，停蓄而胀满也。清阳出上窍，故上满者，为气而非物；浊阴出下窍，故下满者，为物而非气。俱是热宿，唯冷厥膀胱，少腹满一症为寒，有手足厥冷可辨。但痰满，亦有在上焦者。

积聚

坚而不移者为积，乃脏病；推移不定者为聚，乃腑病，皆由气血不运而成。处心下位，中央填塞痞满，皆土病也。

胸闷不食为痞，胸腹膨胀为满，大便枯少为燥。腹满痛不大便为实，按之硬者为坚，按之硬痛者为结胸[①]，不硬不痛、心下痞闷为支结。

心积曰伏梁[②]，起脐上，至心下；肝积曰肥气[③]，在左胁；肺积曰息奔[④]，在右胁；脾积曰痞气[⑤]，在胃脘右侧；肾积曰奔豚[⑥]，在少腹，上至心下。[⑦]《经》云：大积大聚，其可犯也，衰其大半而止，过则死。

治伏梁病方：良姜、栀子、花粉各二分，石菖蒲、丁香各一分，草果子十五粒，共研细末。每服一钱，服后泻水可愈。

痈疽

痈从六腑生，疽从五脏生，皆阴阳相滞而成。气为阳，血为阴，血行脉

---

① 结胸：证名。指邪气内结，胸腹胀满疼痛，手不可近者。多因太阳病、太少并病误下，表热内陷或实热传里，与胸中水饮互结而成。

② 伏梁：古病名，指心积。《灵枢·邪气藏府病形》："心脉……微缓为伏梁，在心下，上下行，时唾血。"《难经·五十四难》："心之积，名曰伏梁，起脐上，大如臂，上至心下，久不愈，令人病烦心。"

③ 肥气：古病名，即肝积。《灵枢·邪气藏府病形》："肝脉……微急为肥气，在胁下，若复杯。"《难经·五十四难》："肝之积，名肥气，在左胁下，如复杯，有头足，久不愈，令人发咳逆疟疟，连岁不已。"

④ 息奔：古病名，即息贲。指肺积。《灵枢·邪气藏府病形》："肺脉……滑甚为息贲，上气。"《难经·五十四难》："肺之积，名曰息贲，在右胁下，复大如杯，久不已，令人洒淅寒热，喘咳，发肺壅。"

⑤ 痞气：古病名，指脾积，参见《难经·五十四难》。《济生方》卷四："痞气之状，留于胃脘，大如复杯，痞塞不通，是为脾积。诊其脉微大而长，其色黄，其病饥则减，饱则见，腹满呕泄，足肿肉削。久不愈，令人四肢不收。"

⑥ 奔豚：病名，出自《灵枢·邪气藏府病形》，又名奔豚气。《难经》列为五积之一，属肾之积。症见气从少腹上冲胸脘、咽喉，发时痛苦剧烈，或有腹痛，或往来寒热，病延日久，可见咳逆、骨痿、少气等症，多由肾脏阴寒之气上逆或肝经气火冲逆所致。

⑦ 在少腹，上至心下：原作"在心腹上至心下"，据医理改。

中，气行脉外，相并周流。寒湿搏之则凝滞而行迟，为不及；火热搏之则沸腾而行速，为太过；气郁，邪入血中，为阴滞于阳；血郁，邪入气中，为阳滞于阴。致生恶毒，然百病皆由此起也。

诸疮，肿而痛者为实邪，肿而不痛者为虚邪，肿而赤者为结热，肿而不赤者为留气停痰。

气血

人身以气为主，盛则强，虚则衰，顺则平，逆则病，绝则死矣。《经》曰：怒则气上，恐则气下，喜则气缓，悲则气消，惊则气乱，思则气结，劳则气耗。此七情之气也，以香附为主，随证加升降消补之药。气为血配，血因气行，气顺血亦和畅矣。如川芎，血中之气药也，通肝经，上行头目，下行血海；地黄，血中血药也，通肾经，能生真阴之虚；当归，血中主药也，通肝经；芍药，阴分药也，通脾经，能活血，治血虚腹痛。桃仁、红花、苏木、牡丹皮、血竭，血滞所宜；蒲黄、阿胶、地榆、百草霜①、棕灰②，血崩所宜；肉苁蓉③、锁阳、牛膝、枸杞、龟板、夏枯草、益母草，血虚所宜；乳香、没药、五灵脂、凌霄花，血痛所宜；乳酪，血燥所宜；干姜、肉桂，血寒所宜；生地、牡丹皮、栀子，血热所宜。

血鲜为肠风④，随感而见也；血瘀为脏毒⑤，积久而发也。粪前为近血，出肠胃；粪后为远血，出肺肝。鲜为热，自气分来；瘀为寒，自血分来。

治实火之血，顺气为先，逍遥散加人参、香附、延胡索顺之，气行则血自归经；治虚火之血，养正为要，补中益气汤主之，气壮则自能摄血。

大便下血，初下为热，久下为寒。久下者，先用归脾汤、补中汤调气，

---

① 百草霜：药名。出《本草图经》，为杂草经燃烧后附于烟囱内的烟灰。辛，温，入肺、胃，大肠经。止血，止泻。

② 棕灰：椐医理当为棕榈皮烧灰，具有收敛止血功效，于《圣济总录》中棕灰散所论。

③ 肉苁蓉：原作"苁蓉"，径改，下同。

④ 肠风：病名。《素问·风论》："久风入中，则为肠风、飧泄。"系指一种以便血为主症的疾病，在此指因风邪而便纯血鲜红的病症。

⑤ 脏毒：病名，见《圣济总录》卷一百四十三，此指内伤积久所致的粪后下血。《医学入门》卷五："自内伤得者脏毒，积久乃来，所以色黯，多在粪后，自小肠血分来也。"以粪后下血污浊色暗为主症，可伴见胃纳不振、神疲乏力、舌苔黄腻、脉濡数等。

后用夜合花①（白酒炒）、紫麦根止之；或用棕树顶炖胖②，服之神效；红茶花炖胖或煎服，速效。

凡咳中带血，咯出有血或血丝，属肾经。鼻衄出血，咳嗽有血，属肺经。呕吐成盆、成碗者，属胃经，阳明多血多气故也。自分胁逆吐出者，属肝经。溺血，属小肠膀胱经。下血，属大肠经。牙宣出血，属胃肾虚火。舌血为舌衄，汗血为肌衄，心与肝也。又：惊而动者属心，怒而动者属肝，忧而动者属肺，思而动者属脾，劳而动者属肾。

中风气辨

厥逆，痰壅口噤，脉伏，身温为中风③，身冷为中气④；有痰为中风，无痰为中气。故云：暴怒伤阴，暴喜伤阳。忧愁不已，气多厥逆，往往中气，不可作中风论。

中风之脉，必有所兼，兼寒则浮紧，兼风则浮缓，兼热则浮数，兼痰则浮滑，兼气则浮涩，兼火则盛大，兼阳虚则脉微，兼阴虚则脉数或细如丝。虚滑为头痛，缓迟为营卫衰。然虚浮迟数，正气不足，尚可补救；急大数疾，邪不受制，必死无疑。若数大未至急疾者，尚有可救。

中风之法，初得之即当顺气，及其久也，又当和血。

中风而口开不噤者，筋先绝也，不治。又云：重轻以脏腑别之，中脏者重，多滞九窍；中腑稍轻，多着四肢。若外无六经形症，内无便溺阻隔，为中经络，为又轻。

中风，口开为心绝，手撒为脾绝，眼合为肝绝，遗尿为肾绝，鼻鼾为肺绝。吐沫直视，发直头摇，面赤如妆，汗缀如珠者，皆不治。或止见一二症，

---

① 夜合花：《广西药植名录》："驳骨，安五脏。治跌打、癥瘕，妇女白带。"《广东中药》："治肝郁气痛。"

② 胖（pàn）：古代祭祀用的半边牲肉。《仪礼·少牢馈食礼》："司马升羊右胖。"《说文·半部》："胖，半体肉也。"右胖即右半边。

③ 中风：病名，出自《灵枢·邪气藏府病形》。

④ 中气：在此为病证名。类中风类型之一，即气中。《证治要诀》卷一："中气因内伤气逆为病，痰湿昏塞，牙关紧急，但七情皆能使人中，因怒而中尤多。中气之状，大略与中风同，风与气亦自难辨。"

尚有得生者。

中风有四：一曰偏枯[①]，半身不遂也。左不遂者，四物汤主之；右不遂者，四君子汤主之。二曰风痱[②]，身无疼痛，四肢不仁也，三生饮主之。三曰风懿[③]，奄忽不知人，也以通关散吹入鼻中即醒。四曰风痹，诸痹类风状也，南星二陈汤加五加皮治之。

霍乱

外有所感，内有所伤，阴阳乘隔，邪正交争，故上吐下泻而中绞痛也。邪在上焦则吐，在下焦则泻，在中焦则吐泻交作。此湿霍乱证，轻，易治。上焦，用藿香正气散；中焦，用胃苓汤加焦楂；下焦，用四苓散加广藿香、香薷草。此证苔多白腻。若不能吐，则邪不能出，壅遏正气，关格阴阳，其死甚速，乃干霍乱，俗名绞肠痧[④]。切勿以谷食，即米汤下咽亦死。用烧盐、热童便，三饮而三吐之，可愈。

霍乱吐泻，乃风、湿、暍[⑤]三合邪也。湿土为风水所克，郁则生热，心火上炎故吐，吐者暍也。脾湿下注故泄，泄者湿也。风急，甚则转筋，转筋者风也。然有寒热二证，仓促遇此，脉候未审，切勿轻投偏寒偏热之剂，唯饮阴阳水为最稳，药用香薷草藿香汤。

暑

暑有乘凉饮冷，致阳气为阴邪所逼，反中入内，遂病头痛、发热、恶寒、

---

① 偏枯：病证名，见《灵枢·刺节真邪》。又名偏风，亦称半身不遂。多由营卫俱虚，真气不能充于全身，邪气侵袭于半身偏虚之处所致。症见一侧上下肢废不用，或兼疼痛，久则患肢肌肉枯瘦，神志无异常变化。《灵枢·热病》："偏枯，身偏不用而痛，言不变，志不乱，病在分腠之间。"

② 风痱：病名，指因中风而失音不语者。《太平圣惠方》卷十九："风痱，身体强直，口噤不能言。"

③ 风懿：病名，即风懿。症见猝然昏倒，不知人事，伴见舌强不能言，喉中有窒塞感，甚则噫噫有声等，属风中脏腑的范畴。

④ 绞肠痧：病名，即干霍乱。《世医得效方》卷二："心腹绞痛，冷汗出，胀闷欲绝，俗谓绞肠痧，今考之，此证乃名干霍乱。"

⑤ 暍：此当指热。

烦躁、口渴、吐泻、霍乱，宜散暑和脾。若饮食不节，劳逸作表之人，伤暑，大热大渴，汗出如雨，烦躁喘促，或泄或吐，乃内伤之证，宜泻火益元。均与中热不同，中暑为阴证，为不足，中热为阳证，为有余。故中暑宜温散，用清暑益气汤；中热宜清凉，用柴葛解肌汤。小便短赤，用柴苓汤。大便泄泻，用胃苓汤。

痉

太阳伤风伤寒不发痉，唯先伤风后伤寒或后伤湿，及太阳过汗、湿家过汗、产后血虚、破伤风皆发痉。其症头摇口噤，手足搐搦，项背反张。无汗为刚痉，有汗为柔痉，亦有刚柔不分者，不可作风治，宜清痰清热，疏风养血。凡阳痉不厥逆，其厥逆者皆阴痉也，宜附子汤、附子防风汤、桂枝白术汤。仲景治法，刚痉用麻黄汤，柔痉用桂枝汤。

泄泻

泄泻，有属风、属湿、属寒、属火，此因于外感者也。七情感动，脏气不平，亦致溏泄，此因于内伤者也。外则当调六气，内则当调五脏。又有因饮食所伤而泄者，法当消导，宜枳术丸。因风飧泄者，法当解散，用麻黄、防风为主，视其兼证，按法用药。因痰积上焦，致大肠不固而泄者，法当除痰。因脾胃气虚而泄者，法宜补中益气，用参苓白术散加黄芪，使胃气升而泄自止矣。

水泻，腹不痛者，湿也，用胃苓汤。痛甚而泻，泻而痛减者，脾弱肝旺也，用痛泻要方。饱气上逆，大腹时满时消者，食积也，用香砂异功汤。腹痛肠鸣，痛一阵泻一阵者，火也，用生姜泻心汤。或泻或不泻，或多或少者，痰也，用加味二陈汤。完谷不化者，气虚也，用附子理中汤。

脾虚故泻，肝实故痛。伤食腹痛，得泻便减，若泻而痛不止者，土败木贼也。水泻而腹不痛者，湿也。痛甚而泻，泻而痛减者，食积也。泻水，腹痛肠鸣，痛一阵泻一阵者，火也。

风寒暑湿之邪，伤脾则泄，伤胃则吐，伤肺则渴，伤膀胱则溺赤。阴阳相争，则寒热往来，或霍乱转筋。

痢

　　痢证，皆属湿热，赤为伤血，白为伤气，脓血稠枯，气血两伤也。腹痛后重，气血皆滞也，行血则腹痛自愈，调气则后重自除。身重宜除湿，脉弦宜去风。风邪内结宜汗，身冷自汗宜温。统治方：藏黄连、广木香、吴茱萸各一分，车前子、当归、白芍、枳壳、莱菔子各三分，熄米①为引。然有一种疫毒痢，发热、恶寒、头痛、一身尽痛而下红白痢者，用仓廪汤治之。外证已，用前方治其痢。又有一种暑湿痢，发热、恶寒、苔厚腻、小便短赤，水泻后，下红白痢者，用柴苓汤加黄连、广木香治之。下痢日久中虚者，用补中汤加减治之。

呕吐

　　有声有物曰呕，有声无物曰哕②，有物无声曰吐。其证或因寒、因热、因食、因痰，气逆上冲而然。生姜能散逆气，为呕吐良药，但能治上焦气壅表实之证。若胃虚，谷气不行，胸中闭塞而呕者，唯益胃推扬③谷气而已，以辛热药泻之，以其性上升。如胃热者，非所宜也，藿香亦然。寒吐者，苔青白，用姜桂六君汤。热吐者，苔红燥④，渴水，用调胃承气汤。因食吐者，香砂二陈汤。痰水气逆而吐者，用小半夏加茯苓汤。

瘖

　　肾脉夹舌本，脾脉连舌本，心别脉系舌本，三阴虚，则痰涎塞其脉道，舌不转运而难言。或三脉亡血，舌无血荣养而瘖。舌瘖⑤者，中风不能转运之类，而咽喉声音如故。喉瘖⑥者，劳嗽失音之类，而舌本不能转运言语也。

---

① 熄（zōng）米：疑为炒黄的大米，待考。
② 哕（yuě）：呕吐，气逆。干哕即要吐而吐不出东西来。
③ 扬：原作"阳"，据医理改。
④ 苔红燥：这是笔者的描述习惯，准确的说法应该为"舌质红，舌苔燥"。
⑤ 舌瘖：病名，又名舌缓。《说文解字》："瘖，不能言也。"指发音器官可出声，但不能形成语言者。《证治准绳·幼科》："若咽喉声音如故，而舌不能转运语言，则为舌瘖。"
⑥ 喉瘖："瘖"同"喑"，病证名，即失音。此为风冷所客，使气道不通，故声不得发而喉无音也。

膈噎

膈噎，多由气血虚，胃冷胃槁[1]而成。饮可下而食不可下，槁在吸门，喉间之厌会也；食下胃脘[2]痛，须臾吐出，槁在贲门，胃之上口也，此在上焦，名噎；食可下，良久吐出，槁在幽门，胃之下口也，此在中焦，名膈；朝食暮吐，槁在阑门，小肠下口与大肠相交之间也，此在[3]下焦，名反胃。又有痰饮、食积、瘀血壅塞胃口者，如寒痰、胃冷则宜姜、附，胃槁则宜滋润。

呃逆

有因痰阻气滞者，有因血瘀者，有因火郁者，有因胃热失下者，皆属实。有因中气大虚者，有因大下胃虚、阴火上冲者，皆属虚。治法不同。又：呃在中焦，谷气不运，其声短小，得食即发；呃在下焦，真气不足，其声长大，不食亦然。此症皆因土伤，肝木挟相火而上冲也。

六郁

气郁者，胸胁痛；湿郁者，周身痛或关节痛，遇阴寒即发；痰郁者，动则气喘，寸脉沉滑；热郁者，昏瞀便赤，脉沉数；血郁者，四肢无力，能食；食郁者，嗳酸腹饱，不能食，寸口紧盛，越鞠丸主之。

消渴

渴而多饮为上消，肺热也；多食善饥为中消，胃热也；渴而小便数、有膏，为下消，肾热也。皆水衰而火盛也。二阳结谓之消，手阳明大肠主津，目黄、口干，津不足也；足阳明胃主血，消谷善饥，是血中伏火，血不足也。能食者必发痈疽，不能食者必传中满鼓胀，皆不治之症。气分渴者，喜饮冷，宜寒凉渗剂以清其血；血分渴者，喜饮热，宜甘温酸剂以滋其阴。上轻，中重，下危。

上消用白虎汤，中消用承气汤，下消用肾气丸。

---

① 槁：枯干之意。原作"稿"，据文意改，下同。
② 脘：原作"腕"，笔误，据意径改。
③ 在：原文无该字，据文意补。

烦躁

有在表者，不出汗而烦躁是也。有在里者，不大便而烦躁是也。有阳虚者，汗下后病不去而烦躁是也。有阴盛者，少阴证，吐利厥逆，烦躁欲死是也。内热曰烦，为有根之火，外热曰躁，为无根之火，故但躁不烦，及先躁后烦者，皆不治。大抵太阳烦躁宜汗，阳明烦躁宜下，阴证烦躁宜温。又吐后烦为内烦，下后烦为虚烦，不吐不下而烦者，胃有郁热也。

疟

有中三阳者，有中三阴者，其证各殊。在太阳谓之寒疟，宜汗之。在阳明谓之热疟，宜下之。在少阳谓之风疟，宜和之。此三阳受病，谓之暴疟，发在夏至后，处暑前，此伤之浅者也。在三阴经谓之湿疟，发在处暑后，冬至前，此伤之重者也。凡疟须分阴阳，气虚属阳，血虚属阴，春夏属阳，秋冬属阴，自子至巳属阳，自午至亥属阴，邪浅在腑为阳，邪深在脏为阴。在腑者，故一日发，在脏者，故间日发或三四日一发。卫虚则先寒，营虚则先热。疟发必有寒有热，外邪伏于半表半里，适在少阳所主之界，出与阳争，阳盛则热，入与阴争，阴胜则寒。[①] 纯热无寒为瘅疟[②]，纯寒无热为牡疟[③]。要皆自少阳而造其极偏，补偏救弊，亦必还返少阳之界，使阴阳协和而后愈。谓少阳而兼他经则有之，谓他经而不涉少阳则不成其为疟矣。脉纵屡迁，而弦之一字实贯彻之也。治法：寒热往来，小便短赤，舌厚腻者，用柴苓汤；日

[①] 出与阳争，阳盛则热，入与阴争，阴胜则寒：原作"出与阳争，阴胜则寒，入与阴争，阳盛则热"，据医理改。

[②] 瘅疟：病证名，出自《肘后备急方》，地方性疟疾之一。多因感受山岚疠毒之气，湿热郁蒸所致。《诸病源候论·疟病诸论》："此病生于岭南带山瘴之气，其状发寒热，休作有时，皆有山溪源岭瘴湿毒气故也，其病重于伤暑之疟。"《瘴疟指南》卷上："瘴疟形状，其病有三，而形状不外于头痛，发热，腰重，脚软，或冷，或呕，或泄，或大便秘，或小便赤，面赤，目红，口渴，心烦，胸中大热，舌或黑，狂言谵语，欲饮水，欲坐水中，或吐血，或衄血，或腹痛，或有汗，或无汗诸证。"

[③] 牡疟：即牝疟，疟疾之一。《金匮要略·疟病脉证病治》："疟多寒者，名曰牝疟。"《三因极一病证方论·疟叙论》："病者寒多，不热，但惨戚振栗，病以时作，此以阳虚阴盛，多感阴湿，阳不能制阴，名曰牝疟。"方用蜀漆散、柴胡桂枝干姜汤。

久未愈，发在午后者，用补中汤加减治之。此举其大略也，临诊时，当辨其寒热虚实，湿已去未去而用药可也。

风湿麻木

湿热流于肢节之间，肿属湿，痛属热，汗多属风，麻属气虚，木属湿痰死血。十指麻木，是胃中有湿痰死血，脾主四肢故也。痛风当分新久，新病属寒，宜辛温药，久病属热，宜清凉药，所谓暴病非热，久病非寒是也。总宜顺气消痰，疏风散湿，养血去瘀为要。四肢烦重，风中经络，热而挟湿也。语言謇涩，风中舌本也。半身不遂，邪并于虚也。手足拘挛，风燥其筋而血不濡也。痿痹不仁，风而兼湿，顽麻痿躄也。

痿

热则伤血，血不荣筋则软短而为拘；湿则伤筋，筋不束骨则弛长而为痿。或兼风虚、血虚、脾虚、肾虚、湿痰、死血之不一，又当随证加二妙散以治之。二妙散，苍术、黄柏是也。

反胃

反胃膈噎，由火盛血枯，或有痰血、寒痰阻滞胃口，故食入反出也，宜润燥养血、消瘀散痰、温胃降火为主。食不得入，是有火也，宜服黑梅数枚以平肝火，肝火平，食得入也。食久反出，是无火也，宜用干姜六君汤以暖胃气，胃气暖，食不出也。

带下

带下起于风、寒、湿、热所伤，因带脉而得名，故曰带。赤属血，白属风，有湿热流滞下焦者，有肝肾阴淫湿胜者，有惊恐而水乘土位浊液下流者，有思想无穷而为白淫者，有余经湿热屈滞于小腹之下者，病本难殊，皆为气血虚损，营卫累滞而成，其标则一也。又云：赤者，湿伤血分，从心、小肠来；白者，湿伤气分，从肺、大肠来。有寒热二证，亦有因痰而带浊者。

黄疸

脾胃有湿热则发黄，热甚者，身如橘色，汗如柏汁。亦有湿寒发黄者，身熏黄而色暗。大抵治法以茵陈为主，阳黄加大黄、栀子，阴黄加附子、干姜，各随证治之。小便利而大便溏泻者，即阴黄也。小便赤而大便燥结者，即阳黄也。

疳虫

小儿五疳，便浊，泻痢腹虫，皆由脾胃虚弱，因而乳停食滞，湿热瘀塞而成。虫由脾湿而生，脾胃健，湿气除，则积滞消；湿热散，水道利，而前症尽除矣。

癫痫

癫多喜笑，当知畏惧，证属不足。狂多忿怒，人不能制，证属有余。此症多因惊扰[①]，痰血塞于心窍所致。狂为阳，癫为阴。喜属心，怒属肝，二经皆火有余之地也。身热脉浮，在表者阳癫，属六腑，易治。身冷脉沉，在里者阴痫，属五脏，难治。

撮空

撮空，乃肝热乘肺，元气虚衰不能主持。小便利者可治。阳虚，故叉手冒心。神昏，故寻衣摸床。小便利则肺气犹降，膀胱尚能化气，肾水未枯，故可治。用茯苓、瓜蒌仁、贝母治之。

戴阳证

戴阳，乃面赤身热，不烦而躁，或先躁后烦，此为阴盛格阳。虽大热欲于泥水中卧，但饮水不得入口，此气欲脱而挣[②]，如灯将灭而复明也，宜用附桂八味汤。

肺症

肺主鼻，风热乘肺，上烁于脑，故鼻多浊涕而渊。

---

① 惊扰：原作"惊忧"，据医理改。
② 挣：使劲，用力之意。

肺痿，感于风寒，久而咳嗽短气，鼻塞胸胀，因成肺痿。有寒痿，有热痿，二证宜养血补气，保肺清火。此为正虚，用炙甘草四钱，干姜三钱，白术二钱治之。

肺痈，热毒蕴结，咳吐脓血，胸中刺痛，宜泻热豁痰、开提升散。此为实邪，较痿稍轻，用枳桔二陈汤去半夏加贝母、杏仁治之。

汗

汗虽为心液，然五脏亦各有汗。经曰：饮食饱甚，汗出于胃；惊而夺[①]精，汗出于心；持重远行，汗出于肾；疾走恐惧，汗出于肝；摇体劳苦，汗出于脾。头汗，左颧为肝，右颧为肺，鼻属脾，颐属肾，额属心。

齿

齿虽属肾，为骨之余，而上齿属胃，下齿属大肠。阳明风热上攻则动摇肿痛，宜用白虎汤清之。阴虚生内热而痛者，宜用元麦六味饮清之。肝火旺者，用乌梅煎汤漱之。如虚火上浮者，宜用肉桂引火归原。

风气

风胜则气壅，壅于皮肤则顽麻，壅于骨节则烦痛，壅于经络则语涩行难，壅于口面则㖞斜[②]，壅于胸喉则痰喘。

五劳

志劳，思劳，心劳，忧劳，瘦劳。

阴阳虚盛

阳盛生外热，阴盛生内寒；阳虚生外寒，阴虚生内热。阳主外，阴主内，非亢则为害，乃三阴三阳盛也。

眼科

肝开窍于目。五脏之精皆上注于目，眼角红肉属心，黑珠属肾，青轮属

---

① 夺：原文无该字，据医理补。
② 㖞斜：原作"㖞邪"，疑为笔误，据意径改。

肝，白轮属肺，眼皮属脾。肾主骨，骨之精为瞳子。太阳脉起于目内眦，太阳司寒水，太阳之底面少阴，暴发火眼，是太阳少阴之精感触风邪，头痛甚，两目肿，泪多如雨。连及太阴肺热，白轮起红丝。法宜泄太阳少阴寒水，兼泻肺热，宜用八味麻黄元参汤治之。

方：麻黄绒四分，淮元参、蔓荆子、藁本各三分，炙桑白皮五分，生姜八分，北细辛、北五味各二分。小便短、泪多，加车前子；心中烦，加连翘；头大痛，加羌活；青轮磨痛，加木贼。

无泪，干眼痛，口干，是肝有热也，苔微红黄，宜用十味元参饮治之。

方：淮元参、夏枯草、牛蒡子、香附、防己、羌活、连翘各三分，荆芥、黄连各二分，甘草一分，竹叶、灯心草引。

太阳膀胱气冷，小便多，少阴有寒，眼泪多，阳明有火，渴水，大便燥结，白轮痛，血丝多，头痛不可忍者，宜用四神汤治之。

方：北细辛、北五味子、大黄各三分，杭巴戟五分。

头目昏痛，胬肉攀睛，口干舌燥，大便难，眼泪多者，宜外逐寒水，内通大便，用祛风汤治之。

方：淮元参、茺蔚子、车前子、大黄、芒硝、连翘各三分，北细辛、北五味子各二分，炙桑白皮五分，生姜、竹叶引。

太阴脾土受湿，眼皮烂，白轮血丝多，宜用除湿汤治之。

方：淮元参、苍术、茯苓、泽泻、车前子、茺蔚子各三分，炙桑白皮五分，薄荷两分，生姜、小枣引。

老眼阴虚，两目昏暗，或痛至一月半月后者，宜用养阴汤治之。

方：淮元参、山萸肉、石决明、沙苑子、茯苓、泽泻、广牡丹皮、山药各三分，枸杞、干熟地黄各五分，荔枝、竹茹引。

年老肾水亏，眼目昏花丸药方。

方：路党参、果枸杞各一两，熟地黄、肉苁蓉、山萸肉、巨胜子[①]、沙苑子、夜明沙、黄附片、白术、石决明、酸枣仁各八分，远志三分，共研末，

---

① 巨胜子：原作"巨肾子"，出自《品汇精要》。《神农本草经》称为巨胜，即黑芝麻。

生姜熬蜜和丸，服久明目去翳。

附方

妇人子宫生虫，溺时虫随小便而出，诸药不能效，宜用苦参三分，使君子十枚，煎汤服之。

凡人被疯狗咬，切勿服斑蝥，服之令人溺小便时，大受痛苦，宜服九头狮子，同白酒煎汤服之，服后毒气自化于不知不觉。喻嘉言用人参败毒散加地榆、紫竹根。如不服药，过百日后，闻锣鼓声发作，有无数小犬声鸣，急速服生马前子，能救其命。

凡人误服鸦片烟，毒已散开，急速用生巴豆研末，滚水吞之，吞后不泻，专解其毒，并不伤人。

凡人被蛇咬中毒者，速服虎杖草根，煎汤点酒，服后，其毒从咬处逐出白沫，毒尽沫止。

凡人跌打外伤，血流不止，以干马屎研末止之。

小儿被虫吃，用菖蒲、雄黄、苍术、狗毛，火烧熏之，虫即出矣。

凡人生奇怪异疮，取干狗屎火上烧熏之，数次即愈。

卷 三

手太阳小肠经诸病

少气多血，津液所主。循咽喉，循颈。溺虽出于膀胱，实由小肠。心移热于小肠，故便赤淋痛。嗌痛、颔肿[①]、头难回、肩似拔、臑似折、耳聋、目黄、咽干、颊肿、颈痛、肩痛、肘肩臂痛、肩上热、耳前热、恶寒。虚则便数，热则便短，湿伤血分而成赤带。泻心火必先泻小肠。伤寒，发热恶寒、头痛身痛，为太阳表证。膀胱移热于小肠，隔肠不便[②]，上为口糜。小肠有火，便赤淋痛、面赤狂躁、口糜舌疮、咬牙、口渴、手腕疼痛、小指疼痛、两颊肿痛、小便数而欠。瘀血乘虚流入小肠，故便时作痛。小便频数，便时痛不可忍，甚则身热、心躁思水、下焦结热而成血淋，小肠疝气牵引脐腹疼痛。

小肠乃土中有火之物，其运谷食以入大肠者，火之力也，其力利水以入膀胱者，土之功也。然火太盛则土燥而血虚，不能分利水；土太过则气滞而食凝，亦不能运谷食。太过不及，此二证而已。

脉证治法

心移热于小肠兮，而火太盛，其脉浮洪或数促，则小便赤而不利，或痛，或溺血，宜先清心火，乃用木通、车前子、泽泻、滑石、栀子、赤茯苓、生地泻之。

心移寒于小肠兮，其火不足，脉必浮紧或濡迟而结，则谷食内滞，下利完谷，用肉桂、丁香、附子加干姜温之。

如土不足兮，因胃弱所致，脉必浮弦或虚细微，则水不外泄而走入大肠，下利寒水青白色，腹痛，宜先补胃，乃用肉桂、沉香、木香、茴香温而开窍以分水。

如土太燥兮，因胃热所致，其脉浮洪或数促，则谷食不化，留滞生热而

---

① 颔肿：原作"领肿"，疑为笔误，据医理改。
② 隔肠不便：《素问·气厥论》作"膈肠不便"。

为热利赤色，大便后血，用大黄、黄连、银花、槐实、皮硝①泻之。宜先攻其胃热也。

兼有风燥兮，则下血清淡，宜加荆芥、防风。兼湿兼热兮，则血与水谷相杂，加苍术、黄柏。皆胃受风湿而生热以传来，一因心，一因胃，二者其病之本也。

足太阳膀胱经诸病

少气多血，津液之腑也，州都之官，津液藏焉。膀胱藏水。头痛、脊痛、腰痛如折、目似脱、项如拔、腘如结、腨裂、痔疟、狂癫、鼻衄、目黄、泪出、囟项眦②腰尻皆痛。小便所主，生于肺金。肺中伏热，水不能生，是绝小便之源也。肩背热、外廉胫踝后热。热结膀胱，其人如狂。冷气滞而成淋。热甚生湿。饮入于胃，下无火化，直入膀胱，故饮一溲一也。热则水道涩而清浊不分，热蓄膀胱，溺涩而痛。邪盛而真阳虚，则不能作汗。伤寒遗尿，太阳证也。胞移热于膀胱则癃，溺血是也。胃火乘脾，约束津③液，但输膀胱，以致小便数而大便难，名脾约，宜润燥通肠。便秘而渴、霍乱吐泻、身痛、身重。足太阳经上额络脑而流于鼻，则为清涕。膀胱无阳不能化气，故便难、汗多。热厥、下焦少腹硬满、小便自利，必有蓄血，令人善忘，此随经瘀热在里也。

气禀乎水，又因小肠传化为病，但水不入膀胱而直走大肠，乃小肠之病。惟水在膀胱，自胀满不出，或遗尿不禁，淋闭者，乃膀胱之病也。其本在肾，肾水足则膀胱自传送无病，肾水不足则气闭而热，肾水不涸则水泛不固，不尿而禁也。治法以养肾为本，使肾中水火既济则自无膀胱之病矣。

---

① 皮硝：即"朴硝"，为矿物芒硝经加工而得的粗制结晶。
② 眦：原作"眥"，为眼角，上下眼睑的接合处。
③ 约束津液：原作"约束精液"，据医理改。

脉证治法

小便胀满不行兮，脉浮滑数或反沉伏，用猪苓、滑石、车前子、木通利之。小便数而少，欲去而艰难，为淋闭也，亦以此利之。如小便常遗失不禁，不自知者，以肉桂、附子补肾中之火，人参固气，加升麻、桂枝升之。如湿热流注而为白浊者，以牛膝、茵陈、防己利之；湿热流注，尿黄者，以栀子、茵陈利之，此腑病也。

经病则为伤寒、中风营卫病。盖膀胱为周身大藩，其六经上入头项，故伤寒中风，俱头项强痛，恶寒与风而发热也。中风则鼻自汗，伤寒则喘而无汗。若二邪相合，则麻桂并用，加石膏以清热。另详伤寒论中。

若水停膀胱，又为腑病，五苓散利小便可也。若血蓄膀胱，小便利而少腹痛，以桃仁、大黄、芒硝破之。

手阳明大肠经诸病

气血俱盛，传道之官，津液生焉。主津液。大肠居于脐下，肛门为大肠之使，脱肛由于虚寒。颈肿、齿痛、目黄、口干、鼻衄、喉痹、肩痛、前臑痛、大指次指不随人用。大肠受热受寒，皆能脱肛，因气无所主也。大肠受热受寒皆能脱肛。风热流入大肠则下血、二便不通，小水并入大肠，故小便不利而大便溏泄。痢乃脾病传入大肠，头痛耳鸣，九窍不利，肠胃之所生也。阳明燥金，旺于申酉，故日晡潮热。湿热郁于肠胃，故腹痛、口渴而便闭、胸腹积滞、痞满结痛、里急后重。食停肠胃，冷热不调，腹胀气急，痛满欲死，泄泻下痢。食疟实积，自汗，小便利，大便闭，是亡精液而热未实也，伤饮者宜发汗，利小便。大肠有宿食，寒栗发热，有时如疟，轻则消导，重则下之。两颊下齿痛，肩髃两骨疼痛，主下牙龈，喜热饮而恶寒。

病有三因：一为肺腑，因[①]肺气滞而上窍不通，则下窍亦滞。肺经干燥，则大肠不润而传化，大便必不顺利。一因自胃传来，胃热则金为土中之火所

---

① 因：原为"则"，据文意改。

制而大便燥结，胃寒则水谷不化而下利寒滑，无土不能生金，自然泻出胃所传来之原物也。一因肾开窍于二阴，肾火旺则无阴津以润大肠而大便涩滞，肾火虚则关门不固而滑脱，子时后作泻。此三因者，治其本而大肠自安，法见肺胃肾中。

脉证治法

大肠燥热兮，脉浮洪或数促实大。为大便燥结，或下血利，热病脓血相兼兮，少腹痛，用大黄、芒硝下之。

如因风燥而生热兮，用猪牙皂①、白芷、荆芥、防风加之。

因湿生热，加苍术、黄柏、防己利之。热久血结兮，加桃仁、牛膝、郁金、生地破之。

大肠虚寒兮，脉浮紧而迟，下利清冷，白淋。寒病失遗不禁兮，用豆蔻、诃子、故纸、肉桂、干姜温之。

大肠气滞不行兮，脉浮短而涩，或反沉滑，下利里急后重兮，用枳壳、厚朴、木香、桔梗、槟榔利之。

大肠气虚下陷兮，其脉沉细而短。为脱肛，为失遗不觉之病，用升麻、柴胡、葛根升之。因热兮，加地榆、五味收之。因寒兮，加诃子、粟壳收之。

足阳明胃经诸病

多血多气，乃人身分金之炉也。主肌肉。胃脉入牙缝，循颊。胃居脐上，主上牙龈。喜寒饮而恶热、振寒、呻吟、阿欠②、面颜黑、恶见火与人、忌闻木声、登高弃衣而走、足胫肿、贲响腹胀、闭户独处、疟、鼻衄、口渴、唇疮、多汗、颈肿、喉痹、腹水肿、痛乳、足跗痛、身前热、善饥③、溺黄。不

---

① 猪牙皂：药名。又名牙皂、小皂荚，为豆科植物皂荚因衰老或受害后所结的小型果实，功用与皂荚同。

② 阿欠：即哈欠。

③ 饥：原作"肌"，疑为笔误，据医理改。

足身寒，寒则腹胀壅，肉瞤面肿。饮食不节，胃先受病。时疫感之，必先入胃，中风战栗、鼓颔、口噤不开。胃受风气，木邪克土，故完谷不化则飧泄。风湿流入大肠，则下血、发斑。食谷欲呕，胃寒也。若得汤反剧，则为太阳热呕矣。中气虚则肠鸣。胃有燥粪，令人错语。邪热甚，亦错语。里有邪，发表则燥热益甚，故谵语。脾胃虚则肠鸣腹满。胁下有水气，土弱不能制水，故腹中雷鸣。虚则呃逆，腹满身重，口不仁。热聚于胃则苔黄。停痰在胃口，致反胃及胃脘^①痛。面上热、身前热、一身尽热、妄言妄见，皆胃病。口噤不开，阳毒发斑，食热物及郁怒，致死血留胃口作痛。中风，口开不噤，筋先绝也，不治。头如雷鸣，风动作声，头面疙瘩，或肿或痛，劳热骨蒸，四肢渐瘦，五更咳嗽，胃有食积。热毒入胃，下利脓血，口渴便闭，谵语腹满，心烦，上下牙痛，牵引头脑满面发热，喜寒恶热，牙根出血溃烂，唇口颊腮肿痛。胃中有泾^②痰死血，则十指麻木。

脉证治法

内伤病虽先伤胃兮，却先治脾，脾旺则胃自安。外感及饮食则先治兮，使不传脾。

胃受风寒兮，初入经络，其脉浮弦或紧迟。发热自汗、额眉头痛兮，皆恶寒，用升麻、葛根、生姜解之。

渐乃入胃兮，则呕吐青黄涎沫，下利涎沫。寒则水谷相兼兮，用防风、升麻、葛根平之，炮姜、藿香、丁香温之。

胃火盛兮，右关浮洪，甚则数促实大兮，口渴喜冷、发热自汗兮，不恶寒、心烦不宁兮，大便硬或不通、下利清水兮，而小便难、色黄、口大渴兮，或谵妄、昏不知人。轻，用知母、石膏、竹叶、生地黄清之，重则用黄连、大黄、皮硝下之。

胃伤食不化兮，右关浮实而滑，或沉而牢实涩大，腹痛满硬兮，肌热、自汗、头痛，用枳实、厚朴、草果、槟榔、麦芽、山楂、神曲、广皮化之。

---

① 脘：原作"腕"，据文意改。
② 泾：疑为"湿"。

因而口渴兮，用大黄、皮硝下之。如伤于生冷之食兮，用巴豆、干姜下之。以其不渴之故也。食化下后，乃用补养胃气之品。有热口渴兮，用人参、白术、山药、扁豆、薏苡仁、芡实、黄连补津以止渴。有寒腹痛兮，用人参、白术、炙甘草、肉桂、干姜、丁香、肉豆蔻温而补之。

胃有蓄血兮，右关沉涩而牢。谵妄、头汗、身热兮，大便反易而溏，用桃仁、虻虫、大黄、皮硝下之。

胃气不行兮，因而水停不化。右关浮缓兮，或沉缓而伏，口吐清水兮，下利清水或有水声在腹内自鸣兮。轻，用苍术、茯苓导之；重，用甘遂逐之。

若湿热久而生虫兮，时痛时止，亦吐清水。用雄黄、乌梅、吴茱萸、花椒治之。

胃气下陷兮，右关沉伏，不思饮食，或小便多而下利，用升麻、荷叶升之。

手少阳三焦经诸病

少血多气，决渎之官，水道①出焉。心包、三焦皆主相火。相火寄于肝胆，有泻无补。三焦出水，耳聋、嗌肿、喉痹、汗多、颊肿、目眦痛、耳后痛、肩痛、臑痛、肘痛、臂痛、小指次指不用。水溢则肢体皆肿，上焦不治，水溢高原；中焦不治，水停中脘；下焦不治，水蓄膀胱。膀胱藏水，三焦出火，故治小便不利刺灸法，但取三焦，不取膀胱。喉痹急速，乃相火也。偏头疼属少阳相火。三焦火平，则津液自生矣。三焦气滞，有升无降，故津液皆化为痰。两颊肿痛、目锐眦肿痛，三焦有火。嗌燥喉干、二便闭结及湿痰夜热、脉浮、发热，上焦热也。渴欲饮水，中焦热也。小便不利，热结下焦，津液不通也。

脉证治法

妇人受胎则此脉必有力，久则以左右尺之更为有力者分男女焉。

其为病在男子则为遗精、疼痛，或强中，或阳痿，其本在肾，以治肾为

---

① 道：原作"导"，据医理改。

主。在妇人则为血崩，或赤白带下，或经闭，或损胎，或不能受胎，其病因亦在肾，而所由来者又多矣。五脏别无他病，乃责在三焦而专治之。盖上中下焦乃此三焦之苗，或升肾中之精气以养五脏六腑，或摄引五脏六腑之气血而入肾以化为精血，以益其真气。故此三焦为上中下焦之根蒂也，兹以本病言之。

男子精滑不固兮，而阳先痿，先补命门真火，乃可用龙骨、莲须、五味子、牡蛎涩之。

如不梦而失遗兮，多属火盛；非临房而滑，阳事先痿之比兮，不可补火，宜制其肾火，乃用以涩之。

若强中不痿兮，乃肾水大虚，宜补肾水。若茎中痛兮，乃阴虚火炽，亦宜制其火。如痛而似有所阻滞兮，乃败精肉结，宜牛膝、琥珀、沉香、麝香、皮硝破之。

妇人胞中血滞兮，因而为崩为带，或经闭不通、不能受胎者，少腹必有硬痛之处，用牛膝、桃仁、皮硝、麝香、血竭、沉香、琥珀下之。若无硬痛，则非血结，乃肾虚也，宜补其本，其咎不在三焦。

上焦病，责在心肺。中焦病，责在肝脾。下焦病，责在两肾。如上中下三焦俱气滞血滞，则责在手少阳三焦，而仍以治肾为本，兼治他脏。

外科之病，皆在三焦，而所因之病，乃在脏腑，故不言外科之证。

足少阳胆经诸病

少血多气，中正之官也，决断出焉。胆脉络于耳，故耳聋。为清净之腑，无出无入。其经在半表半里，口苦、善太息、心疼、胁痛、转侧难、足热、面尘、头痛、颔痛[①]、体无泽、锐眦痛、胁痛肿、缺盆痛肿、马刀[②]、侠瘿、疮

---

① 颔痛：原作"领痛"，疑为笔误，据医理改。
② 马刀：病名，即马刀疮，出《灵枢·经脉》。马刀生耳之前后，忽有疮作核，如杏核，大小不一。《疡科准绳》卷三："又有马刀疮，亦生于项腋之间，有类瘰疬，但初起其状类马刀，赤色如火烧烙极痛，此疮甚猛，宜急治之。"

疡坚而不溃、汗出振寒、疟疾、胸胁痛、髀痛、膝痛、胫骨痛、外踝痛、痰热、不眠、虚烦、惊悸、呕吐、口苦。气郁生痰，神不归舍，令人不寐，触事易惊，梦寐不详。疟，属少阳胆经，短气、悸乏、往来寒热、口渴、便闭、心烦、口苦、自汗、喜呕、嗌干、便赤。胆虚气郁，致脾生痰涎而烦呕。疟疾，其邪在半表半里，属胆经。胆液不澄，移热于脑，则为浊涕。大恐气结，胆横不下，故目张不瞑。

脉证治法

内伤之病，虽先伤胆，却先治肝，肝旺而胆自安。外感病先入胆兮，宜早治胆，使不入肝兮，兹专言外感。

胆受风寒兮，初在经络，脉或浮弦及紧迟。症见寒热往来，诸疟证皆然兮，用生姜、柴胡温而散之。

渐乃入胆腑兮，则风寒变而生痰转热。详后言治。

胆火盛兮，脉浮洪或数。生痰则滑而实兮。喜呕、口苦为痰火相兼兮，用黄芩、半夏。耳聋、目眩为火盛兮，宜用黄芩。或咳则火上冲肺兮，宜五味敛之。口渴则火溢于胃兮，宜花粉清之。甚则目多热兮，耳痛结核，为火旺之极，宜猪胆汁炒黄连、酒黄芩泻之。劳热则竹沥清之。痰甚因此，则半夏、黄连合而用之。

手少阴心经诸病

少血多气，火之精为神，故心藏神，君主之官。心君火也，为物所感则易动，相火亦随之。喜属心，血液衰少、咽干、心痛、目黄、胁痛、渴欲饮、臂痛、掌热、心苦。精自心而泄者，血脉空虚。肾主五液，入心为汗。少阴多寐、自汗、倦怠，心脾虚而胃气不充也。五心烦热，心火陷于脾土之中也。阳气拂郁、舌强言妄[①]、心虚火动、惊悸怔忡，邪正相激故心痛。少阴脉贯肾，络于肺，系舌本，故口燥舌干而渴。汗为心液，心积曰伏梁。起

---

① 舌强言妄：原作"舌苔言妄"，据医理改。

脐上，至心下，痰入心窍遂成癫痫。劳损、血液衰少，心肾不交故遗精。忧愁思虑伤心，损其心者，调其营。舌本强，邪火扰动，心不得安。用心过度，以致失精。心虚有热，而为赤浊。心血虚则睡而汗出。痰在心则悸。神昏、睡语，不思饮食，形如醉人，烦躁遗精淋渴者，心虚有热也。舌为心苗，心火上熏于口，故口糜舌疮。心脉挟咽，历喉，舌为心窍。舌本无窍，亦寄于耳。身热肤痛，心火有余，则笑不休。怔忡、健忘属血虚与痰，血不足，痰火乱之。思虑过度，心血不足，怔忡健忘、心口多汗、大便或溏、口舌生疮。

脉证治法

惟[①]心气之不足兮，左寸浮濡细代，或健忘怔忡兮，心神恍惚、迷惑畏懼兮，常多惊恐，用甘草、人参、桂心、远志、茯神、生姜补之。

心血不足兮，左寸沉部虚弱。病见狂言不寐兮，心烦不安、口舌生疮兮，舌謇难言、盗汗不止兮，多笑自喜。用生地、丹参、当归、枣仁、柏子仁、龙眼肉补之。红花少[②]用，亦能生血。

心火盛兮，左寸浮洪，甚则数促实大兮，中沉皆然。或狂乱昏迷兮，疮疡痛痒、坐卧不宁兮，舌干赤裂、鲜血吐衄兮，用黄连、生地、牛黄、天竺黄、皮硝、栀子、连翘、莲子去心泻之。

心神散乱兮，左寸浮散，语言错乱兮，梦魂飘荡，无事有言兮，见神见鬼，乍静乍动兮，用五味收之，龙骨、朱砂、珍珠、琥珀镇而安之。

心气郁而不舒兮，左寸沉小而短，常抑郁忧愁兮，若有所忘而不可得，用石菖蒲、木香、麝香散之。

痰入心兮，左寸滑而实。狂言妄语兮，昏不知人，用牛黄、橘皮、贝母、半夏降之。

败血入心兮，左寸实牢而涩。神昏不语兮，或为狂乱、中心刺痛兮。用血竭、琥珀、郁金、赤芍、牡丹皮、丹参、桃仁、三七、乳香、没药、红花破之。

---

① 惟：原作"维"，据文意改。
② 少：小量之意。

风入心兮，左寸浮动，或舌战难言兮，或舌痒，或心气自觉跳动不安，用细辛、荆芥、全蝎驱之。

水上凌心兮，左寸弦迟或缓或急紧兮，或伏而不出。心觉动而不安兮，内自如水在心，用茯苓、桂心逐之。

寒气入心兮，左寸紧迟而结，内自寒栗，战兢不宁，用干姜、桂心温之。

足少阴肾经诸病

多气少血，作强之官[①]也。肾主五液。两肾中间，穴名命门，相火所居也。为先天之根本，主骨。寒淫则痛，饥不欲食，咳唾有血，肾气上奔而喘，目眈（瞳子属肾，肾居腰），心悬，坐起不安，善恐如人将捕之。咽肿舌干，口热，水溢为肿，上气，心烦，黄疸，女劳疸，痢，便血，肠澼骨痿，下不足则上厥，脊腹后廉之内痛，足下热痛，嗜卧欲寐。肾水不足，虚火上炎，火不归元，故大热烦渴，目赤，唇裂，舌上生刺，喉如烟火。心肾不交则遗精，步履艰难，骨痿不能起床。强力举重、久坐湿地，伤肾，虚则脚腰酸痛。腰者，肾之府，转移不能，肾将惫矣。水泛为痰，五更时泄，则为肾泄。肾脉上入肺，循喉咙。其支者，循肺，络心，属胸中。涎唾中有少血，火上炎也。口热舌干，中热而喘，足下热痛，虚损骨痿，不起于床。肾开窍于二阴，血不足则骨痿，步履维艰也。冷劳，气血枯竭，肉废齿落，肢倦言微。肾主藏精，邪火妄行则上实下虚，梦中遗失，产脱血虚，亡阳失血。恶[②]人，蜷卧，时战如疟，燥则凝而为痰，瘦弱少气，目视不明，精极之证。饮一溲二，溲如膏油，两腿渐细，腰脚无力，肾命火衰不能生土，故五更泄泻。虚则湿热拥[③]于下焦，脚膝无力，阴痿，阴汗，口不渴而便秘，气血枯竭，齿落言微，伤寒腹痛，小便不利，自下利，四肢沉重，脉沉细，欲吐不吐，心烦，但欲寐，五六日利而渴，皆少

---

① 作强之官：原作"强作之官"，据医理改。

② 恶（wù）：害怕之意。

③ 拥：通"壅"，阻塞的意思。《史记·朝鲜列传》："又拥阏不通。"

阴证。

脉证治法

肾中真水不足兮，左尺浮数而沉弱虚代细微。遗精消渴兮，口燥咽干。身热骨痛兮，烦躁不宁。妇人血崩兮，或经闭不孕，用熟地、黄柏、知母、鹿茸、肉桂、苁蓉、龟板、菟丝子补之。

肾中命门真火不足兮，右尺虚小微代，或弱短，或濡。小便自遗不禁兮，大便子时后泻，精寒阳痿兮，手足冷，心中寒战兮，脐腹冷痛，用人参、盐炒黄芪、破故纸、葫芦巴、肉桂、附子、巴戟、枸杞、鹿茸、蛤蚧、韭子、石硫黄、丁香、沉香、杜仲、蕲艾叶①、核桃仁温而补之。

肾中客水不行兮，左尺沉弦伏结，白浊小腹胀兮，或肿在两足，用车前子、泽泻利之，甚则黑丑逐之。

肾中精血滞而不行兮，两尺沉牢而涩，或为白带兮，或血崩，或少腹内有积块疼痛兮，小腹淋痛，用牛膝、琥珀、沉香、龟板破之。

肾受风寒兮，两尺浮弦，少腹急痛兮，妇人下清血水，用川芎、细辛散而温之。

手太阴肺经诸病

多气少血，相傅之官，治节出焉。开窍于鼻，为华盖，至清之脏。又为风腑，呼吸之门。肺居胸背，主皮毛。喘咳、肺胀、缺盆痛、臂厥、上气、喘、渴、心烦、胸满结、前廉痛、掌中热、肩背痛、小便数而短、汗出、溺色变、两手交瞥、少气不足以②息、皮槁③毛落、渴而小便不通。肺气不降、肺虚火盛故气高痰壅。火炎精枯、有升无降，故大便不利。诸气膹郁④，皆属

---

① 蕲艾叶：原作"蕲艾"，径改。下同。
② 以：原作"报"，据文意改。
③ 槁：原作"稿"，据医理改。
④ 膹郁：原作"愤郁"，据医理改。

于肺，肺移热于大肠则下血。洒淅寒热，痿躄喘促，诸痿生于肺热。皮肤蒸热、日晡尤甚、喘咳气急、劳热、久嗽。肺经伤风，头目昏痛、咳嗽多痰。惨惨不乐，肺中阳气不舒也。肺中有火，嗽无津液而气哽。肺金受伤则肾水之源绝，火郁声嘎。肺为水之上源[1]，脾气散精，上归于肺，始能通调水道，下输膀胱。喘急膨胀、湿痰壅闭、声嘶而哑，肺已损也，难治。久咳则成肺痈，唾咳成脓，出无多，少气。嗽久则成肺痿，乍寒乍热、唾涕稠黏、喘息气上、唇口焦干、渐成瘦悴，小便赤少、色败毛耸。亦有唾血者，七情气郁，痰涎结聚，虚冷上气，虚阳上攻，气不升降，上盛下虚，痰涎壅盛，喘嗽呕血。或不大便，或气痛，气极劳热，久嗽不已，逼血下行。肺中有水，则生痰作嗽。火盛津枯，故干咳嗽。

脉证治法

肺气不足兮，右寸浮濡细代。喘咳气短、淋沥恶风、多悲泣，用人参、黄芪、炙甘草、山药、百合、白术补之。

肺津不足兮，右寸沉弱而虚。喘咳气粗、心烦不安、鼻干音哑、皮毛枯滞、面色不泽，用阿胶、五味子、麦门冬、天门冬[2]、沙参、花粉补之。

肺火盛兮，右寸浮洪，甚则数促实大兮。喘咳口渴、痰稠带血，甚则咳血、吐血、衄血，用黄芩、知母、浙冬[3]、天门冬、桑白皮、连翘、栀子、贝母、天花粉清之。因而生痰兮，用贝母、橘皮、旋覆花破之。

肺受寒兮，右寸紧迟而沉结。毛竖皮皱、咳喘不止、恶寒战栗。胸中刺痛兮，呕吐水沫。用白蔻、干姜、紫菀、款冬花、百部、藿香温之。

肺气上逆兮，右寸浮大。喘咳胸满、咽下气阻、上冲不下。用磁石、前胡、诃子、沉香降之。

肺气壅滞不行兮，右寸沉伏而实，或涩。胸中胀满微痛兮，呼吸难通。用陈皮、枳壳、桔梗、木香利之。因而水停不化则生饮兮，喘满流涎。轻，

---

① 源：原作"原"，据医理改。

② 麦门冬、天门冬：原作"麦冬、天冬"，据医理改。下同。

③ 浙冬：当为浙麦冬。

用茯苓、杏仁、半夏导之。重则喘而胸肿兮，用葶苈、白丑下之。

败血入肺兮，右寸沉涩牢实。呼吸难分，喘咳牵引胸痛，或咳出紫血兮，用郁金、川芎破之，既破后，用马兜铃①、阿胶止之。

肺受风兮，右寸浮大而弦实。喘咳音粗浊兮，皮毛恶风。用苏叶、麻黄、葛根、薄荷驱之。

足太阴脾经诸病

少血多气，仓廪之官，主肌肉，主四肢。口为脾窍，故口燥唇干，口疮口臭，皆脾热也。主涎。舌本强、食则呕出、胃脘痛、心善噫、腹胀、身重、瘕泄、水闭、黄疸、心烦、心痛、食难消、食不下、股痛、膝肿、不能卧，饮食不为肌肤。寒则呕吐，湿则濡泄。脾胃一虚，肺气先绝。右关缓弱，脾虚也。劳倦则脾先病。热则口臭、自利便溏、懒倦。脾虚血弱不能荣筋，故手足不掉②。腹满而吐，渴者为热，不渴为寒。寒澈于外则手足厥冷，寒凝于中则结胸泄泻、吐蛔。夜甚者为脾热。四肢热，即五心烦热也。脾不能为胃行其津液，故水肿、腹满而吐。脾虚不运，故痞满恶食。右关脉弦，乃脾虚而木来侮之也，脾虚则有积滞。暑必兼湿，而湿属脾土，脾治水谷，为卑藏③，如婢。寒澈于外则手足厥冷拘急，寒凝于中则结胸、泄泻、吐蛔，或感寒霍乱。脾虚不能健运则生痰饮，水湿其本也，得火则结为痰，痰停中脘，两臂疼痛。脾胃内伤，眼黑、头眩、头痛如裂、身重如山、恶心、烦闷、四肢厥冷，谓之足太阴证。脾无积血，心下不痞。暑湿蒸炎，脾土受伤，脾满而吐、自利喜呕、腹痛便溏、肢体浮肿、色悴声短、口中不渴、二便通利，为阴水发肿。

---

① 马兜铃：原作"兜铃"，径改。下同。

② 手足不掉：手足活动不利之意。

③ 卑藏：原作"早藏"，以为笔误，据医理改。

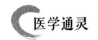

脉证治法

脾气不足兮，右关浮濡细代。饮食不消，口淡无味，身倦欲卧兮，有时发热，有时腹痛喜按，微恶寒兮，下利清谷。用人参、白术、炙黄芪、白扁豆、怀山药、黄精、饴糖补之。

脾血不足兮，右关沉弱而虚。发热口干兮，肌肉瘦减，大便微燥兮，眼肉色倦，用白芍、当归、大枣补之。

脾受湿兮，右关或弦。下利清溏，水谷相兼，有时发热，头重而眩，有时恶寒兮，口流清水，或吐水兮。用苍术、白术、茯苓导之。甚则四肢肿兮，以甘遂逐之。因湿生痰兼饮兮，用半夏、广皮逐之。

脾火盛兮，右关浮洪，甚则数促实大兮。口干而渴，身腹大热兮，不利大便，用土炒黄连、生地、大黄、芒硝泻之。因热生痰兮，用黄连、半夏逐之。

脾受寒兮，右关沉迟紧结。或腹硬而痛兮，或下利清谷，手足冷兮，口中气亦冷，用干姜、肉桂温之。

脾气滞而不行兮，右关短涩沉伏。腹胀微痛兮，下利矢气，饮食不思兮，或头痛，用木香、厚朴、枳实、陈皮、香附行之。抑而不升兮，以升麻、柴胡升之。

败血壅脾兮，右关牢涩沉实。腹中有积块痛兮，寒热如疟，口干身困兮，妇人经不至，或下紫血兮。用赤芍、桃仁、归尾、川芎、乳香、没药、郁金破之，甚则用熟军、皮硝下之。

风入脾兮，右关浮弦。手足肌肉有时自动兮，甚则抽搐，下利青色兮，用桂枝、柴胡、防风驱之。

手厥阴心包络经诸病

少气多血，掌心劳宫穴属心包。心包相火附于命门，男以藏精，女以系胞。血生于心包。手心热、腋下肿、肘臂挛急、心憺憺大动、胸胁满胀、心热、心烦、气凝血结、癥瘕崩淋、月候不调、产妇血闷血晕。冲为血海，任主胞胎。女子系胞于肾及心包络。血闭淋闷[①]、血热生风、痰饮积于心包，则胸胁支满。心腹血气痛、舌胀满口、吐衄、尿血、产后败血攻心、癫狂失心、掌中发热、面发赤、目黄、大笑不止、膻中胀痛、胁下痛。

包络，外感内伤及气虚血虚，一切俱以心法治之。

足厥阴肝经诸病

多血少气，将军之官也，谋虑出焉。脉抵小腹，环阴器，主筋。湿热甚则筋痿。主怒，主惊。腰痛不能俯仰，妇人小腹肿，男子积疝。嗌干、面色蒙尘、脱色、胸满、呕逆、飧泄[②]、狐疝、遗尿、闭癃、白浊、溲血、胁痛[③]、吞酸、吐酸。克制脾土，则成结痞。肝移热于胆，故口苦。搐搦、惊狂皆属肝火。目为肝窍，火盛则目[④]眩，风热盛则肿痛。肝属风木，木盛生火，故发热多甚于寅卯时，按之在肉下骨上。肝气逆则耳聋，热甚则出泣。淋证在溺窍，属肝胆部。骨蒸潮热，肝血虚也。肝木乘肺，故咳嗽。肝虚血病，经水不调。木喜条达，以泻为补，取疏通也。筋缓不自收持，瘛疭，昏瞆。肝虚而风乘之，入于血脉则瘛疭，在皮肤则寒热，移热于胆，则昏瞆不觉。肝经风热，则为惊痫、失志、魂魄飞扬。阴内挺出，肝经之火。肝热，目多泪。过劳四肢，筋液耗竭，数数转筋，爪甲皆痛，不能久立，名曰筋极。虚则病血，肝实则作痛呕酸。浊气上燥于肝则鼻流浊涕。妇人经水不调、腹胁胀满，肝火盛也。寒客肝经则为囊结。

脉证治法

肝气不足兮，左关浮濡细代无力。举动多自惊，不寐，或胁痛欲人按兮，多怒不已、失血不止、头目眩晕而痛兮，动则更甚，用甘草、人参、天麻、

---

① 闷：意为闭。
② 飧泄：原作"飱泄"，据医理改。
③ 胁痛：原作"肋痛"，据医理改。下同。
④ 目：原作"木"，据文意改。

杜仲、枸杞补之。

肝血不足兮，左关沉部虚弱。失血不时兮，夜则发热、盗汗，目眩不明兮，口浊筋急、胁痛、腰足痛兮，妇人经少。用当归、白芍、熟地、枸杞、何首乌、牛膝、柏子仁、五味子、酸枣仁、山茱萸、菟丝子补之。

肝火盛兮，左关浮洪，甚则沉数实大兮。目痛筋痛、口渴下利兮，发热、盗汗、小儿急惊兮，吐衄、下血、妇人崩兮，用生地、黄连、龙胆草、羚羊角、牡丹皮、熊胆、苦茶、地骨皮清之。

肝气散乱兮，左关浮散。多惊多畏，寐多惊梦兮，用代赭石镇之。

肝气郁而不升兮，左关沉伏迟短小。或发热恶寒无汗兮，常不乐，头眩目昏不明兮，用柴胡、川芎、羌活、木香升之。

肝气滞而不行兮，左关短而涩。四肢不舒兮，筋急而结，腹痛气结兮，少腹胁肋胀满，痢疾疝痛兮，饮食减少，用木香、青皮、香附行之。

肝受风兮，左关浮弦而实。发热自汗兮，恶风抽搐，头顶痛兮，用防风、荆芥、薄荷、细辛、羌活、钩藤、猪牙皂、全蝎、僵蚕、苏叶、夏枯草、天麻驱之。

肝因受风兮，而木旺侮土，则右关亦弦。下利青色兮，吐青绿水，用沉香、肉桂、防风、羌活、柴胡、醋淬铁水、炙甘草、杭芍平之。

痰入肝兮，左关滑实，胁下痞硬，用半夏、胆南星、枳实、青皮、牛黄、硝石降之。

败血在肝不行兮，左关沉牢实涩。腹中有积块硬痛，吐下血块而痛仍不消，寒热如疟兮。用赤芍、三棱[①]、莪术、桃仁、皮硝、大黄、䗪虫、水蛭、生地黄、当归尾、川芎、牡丹皮、肉桂、干姜、血竭[②]、五灵脂、阿魏、红花、苏木破而行之。轻则龟板、鳖甲、乳香、没药消之。

水凌肝兮，左关沉弦而缓。或伏身困兮，吐清水，筋急腹痛兮，用大戟、芫花逐之。

肝受寒兮，左关紧迟，或伏或结。腹痛坚硬兮，腰屈难伸，用吴茱萸、肉桂、干姜温之。因而侮土兮，右关亦弦实紧结，下利清水，吐清绿水，亦同此温之。

① 三棱：原作"三菱"，疑为笔误，据医理改。
② 血竭：原作"血蝎"，当为笔误，据意径改。

上论止^①言本脏腑之治，若兼他经证，则宜兼用之。否则不必兼用，夹杂不效。惟虚之甚，或补其母以生本脏，或补其子恐泄本脏，或制其克者。邪之甚者，或泻其母以清其源，或泻其子以导其流，或安本脏之气血。然总须以泻补其本脏者为君，而其他为臣，在人明之。

---

① 止：原作"正"，据文意改。

卷 四

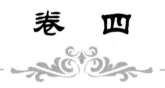

脉　纲

浮脉有阳热阴寒之分。阳热脉，必数促而中沉有力，宜清、宜泻。阴寒在内，则脉虽数促有力而中沉紧迟，是孤阳在外，为阴寒所拒，不得内敛，宜温、宜补。

浮脉有外感风寒与正气虚极将为外脱之分。风寒邪实，其浮有力，必在营卫胃胆三阳经之脉。其治法有二：正气未虚者，中沉有力，但为发散可也。如邪实而正亦虚，则中无力，发散必兼乎补也。虚脱之浮，则见于五脏之浮部而中沉无脉，急宜大补。

沉脉亦有寒热之分。阴寒脉，必紧迟而或结，宜温和而发散之。热极反沉，则脉多数促，是热入阴中郁而不宣也，宜清凉而宣通以升举之。

沉脉有内伤外感之分。内伤脉必牢实，如痰食积、气闭血凝之类，宜宣通之。外感风寒暑湿所伤而闭乎正气者，脉则伏而不出也，宜发散而升举之。

迟脉一息三至为冷，浮迟表冷，宜温散。沉迟里冷，宜温暖。有力邪实，纯用温法。无力正虚，温而兼补。若浮迟表冷而沉部或数，则中有热，须先散其表冷，而后内清其里热。若浮数有热而沉反迟冷，则阳气为中冷所拒，宜温暖其里，而外热自反于内，又不得以凉药解表也，此内外冷热之不同也。

数脉六至，疾脉七至。数则为热，疾则为热甚。浮数表热宜清散，沉数里热宜清下。有力邪实宜泻，无力正虚兼补。二脉相同，但有轻重之分。然真热者，有力为实，是其大旨。若浮而有力，而中沉无脉者，此假热也。无论在外一切阳热之病，俱以温补为主。盖阴盛格阳于外，亦有阳盛格阴于内也。合上浮沉迟三脉，参之可决也。

紧脉如纽索粗长而两头动，如绳索之扯紧为寒，其治法俱同迟脉，即以条通。

缓脉有二。一息四至为湿，乃水气阴寒。浮缓表湿，沉缓里湿，俱宜温散。有力邪实宜开导，无力正虚则兼乎补。然从阴而凝，则为寒湿，脉缓而必兼乎紧，宜纯用温暖方可开导。若从阳而化，则转为热，脉缓而必兼洪大，当用清凉以开导之，和软温润之。缓为有胃气吉脉，虽病易愈，诸经俱要得缓脉方好。

结脉三至四至而急一止，然后乃已，为阴凝。缓止湿滞，迟止冷滞，表里有分，皆为滞住。法宜温散而导引之，辨法同迟缓二脉。

促脉六至七至而急一止，为热郁，法宜清利。其辨法亦同疾数，分真假虚实。

代脉五至之中急一止，气虚宜补。惟老人虚者及女人有胎在三月乃常事。

滑脉往来如珠，滑走不定，为气壅。在肺胃则生痰，若在他经血分，气塞其血也，当行气。

涩脉，去来涩滞，如有所系，或有棱角，为血滞，因而精津枯竭。若在气分见之，血壅其气也，法当行血。二脉①相反，而壅滞则同，但有气血之分。滑之轻者，尚未成痰，涩之轻者，津精尚未亡。有力纯用行利，无力兼补，乃稍疏利。

动脉如豆跳动而不走移，为阳热，宜清泻。轻则收敛以平抑之，无力则兼补法以和之。如浮动而中沉无脉，当补阳，恐其虚阳外脱。

大脉，宽大满指，为阳盛，阴气将亡。若在经腑，则外邪强盛，阳盛之大。治法同于动脉，俱有虚实真假之分。外邪之大则除其邪，正虚则补其阴。

洪脉，上来有力，下去无力，以浮中之地位言之，如物之触手，重来速投而去则轻缓，是虚火，阴不足而阳有余，宜滋阴平阳以敛其气。

长脉，左右相连，如关尺相接、关寸相接也。在经腑为邪实，如阳明表证言长洪者，以胃脉言之，知其表邪盛矣，法宜除邪。在脏则辨有力为气舒血运无病之脉，无力为气不归位、血不聚敛也，法宜补而收敛之。

短脉，左右不接，与长相反，为气结。若在血分，血滞其气也，俱宜调气，有力疏通，无力兼补。

弦脉如弓弦之直，不似紧之两头动而中纽，又比紧细而不粗，长细而直也。弦脉有三：在经为风，在腑为饮，在脏为气。不平而妄动，血不运而多

---

① 二脉：在此指滑脉和涩脉。

滞也，宜调和之。然弦本木性阴寒，自宜温补散俱。其中有热为寒所束者，必兼数疾之脉，又宜兼治其热。如弦在浮部，中沉绝无则大虚也，急与温补为主。

小脉即细，如芥子，如毫毛，气分见则气虚，血分见则血虚，急宜大补。如浮小沉无，则气已离血，不可治也。但见沉小伤其精血，犹未及死，然必其气分未绝也。若浮亦不大，则不可治。

微脉，似有似无，气分微则气脱，血分微则精亡，不治。

散脉，涣散不聚，如细沙然，气脱已散，血亡则涣，不治。

弱脉，沉而无力，为阴虚，精、血、液俱亏，宜补之。然必浮部洪大，则止培其阴。若气分无脉而沉弱，必兼补其气，乃可生血也。

濡脉，浮而无力，其因有二：在经腑为伤暑也，暑热伤气，其脉必不中空。若在脏脉之气分见之，则为阳虚，宜补其气。然必中沉尚有脉也，无则精血亡，气外脱，不可治矣。

革脉，中沉无力，独浮有力而坚硬如鼓皮也，为精血内伤，阳盛于外，法宜补阴以敛其阳。然必中沉尚有脉，但无力耳，否则孤阳外脱，不可救。

牢脉，沉极有力而坚硬，为积聚，邪凝其血。所因不同，兼滑为痰，兼弦为饮，其类可推。宜攻之，然必兼治其血，以沉在血分也。但须浮中有脉，止无力者，始兼补法以攻之。若浮中有力但不坚硬，乃可纯用攻法。如浮中无脉，则真阴内结，不可救矣。

伏脉，在沉部分骨中，重按乃见，或竟不见。伏主闭塞，重按可见者，视其所见何脉则知所闭之由。或伏而不见，竟不至者，亦有二说：如脉虽不见，而皮肉筋间不似腐烂之物，则为邪所闭而不见也，宜以望闻问法诊之，以开窍利气为主；如皮肉筋间如腐烂之物，按之如棉，皮薄肉松，筋亦不知何在，此乃绝脉，须臾即死矣，亦久不出矣。

芤脉中空，浮沉俱有。唯中部无力或全无者，主脱血。中部无力而浮沉尚有者，可调其气血以补之。若全无者，则气血不交，不治。

虚脉无力，浮虚为气虚，沉则血虚，中虚为气血不交，皆宜补也。实脉有力，有病脉为邪实，病甚宜攻之，无病脉则为正气足，乃吉脉也。

按：脉法此外，有李濒湖[1]、《脉诀规正》[2]、二十八脉法[3]、陈修园、浮沉迟数虚实大缓八大纲脉法参考，可至其精微，极其变化，神而明之，存乎其人矣。

药性简要

表剂计三十味

麻黄散太阳之寒，桂枝散太阳之风。葛根散阳明之邪，发肌肉之汗，发热、口干者宜之。柴胡和解少阳，寒热往来。细辛散少阴之寒，能逐肺中寒水，鼻流清涕者宜之。羌活为太阳表药，治周身百节之痛。独活入肾以理伏风。紫苏散血分之风寒，薄荷散气分之风寒。荆芥祛风除痒。川芎上行头目，下通血海，治血虚头痛。藁本治脑后头痛。蔓荆子治大脑头痛、鼻流清涕。桔梗开提肺气，能载诸药上浮。白芷透达肌肉，排脓消肿，祛风。前胡除痰湿而发散。沙参生津液，开腠理。藿香表散暑气，治恶心呕吐。香薷专治暑病，单服治转筋霍乱。辛夷治鼻渊，以清肺火。生姜表散寒邪。黄芪提升阳气，为虚弱人之表药，气喘者忌之。升麻升提清阳，止阳明头痛、齿痛。天麻入肝经气分，疏痰气，治头眩眼黑。知母清肺火，润肾燥，治有汗之骨蒸。茵陈利湿退黄。苏梗散胁肋之结气。荷叶散皮肤之热。苍耳子治遍身瘙痒、脑漏、耳疼齿痛。银柴胡治骨蒸劳热，退热养阴。

清剂计三十九味

元参入肾，散无根浮游之火，治喉痹、咽痛、目痛要药，淮产者良。天冬苦入心，寒降火，其性凝滞。麦冬清心润肺，治客热、虚劳。石斛壮筋骨，疗风痹、脚气，除虚热，引经络。贝母散结，除痰，润心肺，敛疮口。牡丹

---

① 李濒湖：即李时珍，明代杰出的医药学家和科学家，其著作《濒湖脉学》对中医脉学具有重大贡献。

② 《脉诀规证》：即《删注脉决规正》，清代沈镜就高阳生《脉决》删削订正，又将《濒湖脉学》及《奇经八脉》摘抄附入。

③ 二十八脉法：当为常见的二十八种脉象。

皮和血凉血而生血，退无汗之骨蒸。黄柏燥湿清热，泻下焦火，唯湿热疮家宜之。黄连泻心火，去心窍恶血。黄芩泻上焦火、脾火，退热解渴。栀子通泻三焦之火，解郁热。大黄扫荡胃与大肠之实火，止发热、谵语。龙胆泻肝胆风火、骨间寒热。车前凉血去热，明目通淋，清肺、肝、膀胱之热，利小便。木通治淋沥不通，除烦退热。常山叶引吐，行水。鸡骨常山①祛老痰，治诸疟。桑白皮能泻肺火，治白眼轮红。金银花散热解毒，治一切恶疮、血痢。射干苦寒，专泻喉火。连翘入心包络，泻火解毒，消肿排脓散结，为疮家要药。牛蒡子利膈、滑痰，散诸肿疮毒。泽泻利小便，泻肾经之火邪。红花泻肌肤脉络在外在上之血。礞石平肝行痰。石膏清金，去肺胃之实热。夏枯草治瘰疬，退肝胆之火。胡黄连泻肝胆之火。花粉降心润肺，滑痰解渴。芒硝软坚下火。寒水石降热。青黛清肝火而息风。葶苈子泻肺中之痰饮脓血。三棱破血中之气，莪术破气中之血，二味同治积聚。山豆根入肺泻火，治喉痛。秦皮降湿热，退肝火，治皮肤发黄。苏木行血通滞。犀角清乎心热。羚羊角清乎肺肝，能治筋缩拘挛之症。

利剂计三十五味

陈皮理肺气，同补药则补，独用则泻脾。青皮平肝气，泻肝热。白蔻流行三焦，温暖脾胃。砂仁调气行滞，暖胃补中。香附通三焦，解六郁，治一切有余之气证。木香温三焦气分之药，疏肝和脾，一切气痛、痢证要药。茴香治小肠冷气、癀疝②阴肿。草果治痰饮积聚，散太阴之积寒。枳壳宽肠利气，利胸胁膈膜。槟榔破滞散邪，泻胸中至高之气。大腹皮泻肺和脾，治大腹之气。厚朴治腹满，解心腹凝滞，平胃舒脾。良姜暖胃散寒，燥湿消痰。荜茇治呕吐酸水，温中下气。乌药舒胸腹邪逆之气，妇人血凝、气滞。丁香治呕哕呃逆、奔豚腹痛。乳香祛风伸筋，生肌止痛。没药散结通滞，消肿止痛。山楂消油腻腥膻之积。吴茱萸暖胃温肝，治③呕涎、头痛。炮姜除胃冷而

---

① 鸡骨常山：原作"骨常山"，径改。下同。

② 癀疝：病名，出自《素问·阴阳别论》，指寒湿下传引起的阴囊肿大。

③ 治：原文无，据文意补。下同。

守中。黑姜温经止血。干姜温中散寒。莱菔子散瘀消食，治面毒腹痛。薏苡仁理脾渗湿，治肺痿肺痈。桃仁破瘀血，治热入血室。杏仁降气止喘，除烦热。元胡和血利气，治月候不调。百合敛肺降气。防己通水行气，行三焦腠理。橘核、荔枝核专治下焦之气。天生磺为温肺之要药，助肾之阳气。川瓜蒌解胸膈之结气。五加皮治周身之痹痛。

平剂计二十七味

甘草入脾胃，补中气，和诸药。远志入心通肾，治健忘梦浅。五味子宁嗽定喘，退热收汗。菊花养目去翳。益母草行血调经，去瘀生新。芜蔚子调经益精，活血顺气。钩藤除心热，平肝风。地骨皮泻肝肾虚热，治有汗之骨蒸。续断通血脉，理筋骨，治腰痛。猪苓通小便，治消渴肿胀。乌梅敛肺涩肠泻肝，生津，醒酒，杀虫。苍术燥湿燥脾，辟恶气。麦芽通乳下胎，化米面食积。火麻仁利便润燥。阿胶清肺滋肾，益血补阴，治经水不调。僵虫治风化痰，退虫，除风热，退目翳、皮肤疮疡。桑寄生助筋骨，养气血。使君子杀藏虫，治五疳。地榆治肠风血痢。赤小豆发芽用以排脓。何首乌止恶疟。艾叶暖子宫，理气血，调经安胎。牵牛下气逐水。海螵蛸治血枯、血崩、阴蚀肿痛。款冬花温肺利痰，止咳，治虚喘。紫菀温暖肺气。

补剂计三十九味

熟地滋阴补肾，聪耳明目。生地清肠胃火，凉血调经，治吐衄、崩中。人参健脾补肺，辅正匡邪。沙参生津液，表开腠理。茯苓渗湿利水，生津止渴。白术健脾温中，专补阳气。箭芪大补阳气，温三焦，排脓内托。枸杞生津助阳，为补水要药。附子治三阴伤寒，一切沉寒涸冷之症。肉桂益阳消阴，引火归元。杜仲补腰助骨，能使筋骨相着。牛膝强筋骨，走膝胫，治腰膝骨痛。当归养血滋阴，治一切血证。白芍敛阴调营，养血平肝，治太阴腹胀满痛。枣仁敛汗宁心，专补肝胆。枣皮补肾温肝，缩小便。苁蓉益髓强筋，为补肾血命门相火、滑大肠。覆盆子益肾补肝，缩小便，起阳痿。故纸助命火，缩小便，治腰膝冷痛。菟丝子益三阴，强卫气，祛风明目。龟板补心益肾，治劳热骨蒸、久泄久疟。鳖甲攻破肝气，祛癥瘕，治疟母。益智仁缩小便，补心气，治命门三焦之不足。莲米交心肾，治白浊、梦遗、女人崩带。石莲子清心除烦，治淋渴。石龙骨涩肠益肾，安魄定惊，固精止汗。牡蛎软坚收脱，敛汗固肠，消瘰疬，散结核，益精收尿。琥珀安魂定魄。山药补脾阴，益肺燥湿。辰砂安神养血。巴戟温肝，填补肌肉，缩小便。大枣纯补脾肾，龙眼补心肝脾。荔枝滋阴利水，虫草大补元气元阳。黄精正补脾阴，女贞子入肾滋阴。柏子仁补心润心，降火，阳起石治阳事不举，禹余粮石涩肠止泻。

药性十八反

本草明言十八反，逐一从头说与听。人参沙参与芍药，元参紫参及细辛，苦参丹参共八味，一见藜芦便杀人。白及白蔹并半夏，瓜蒌贝母五般真，莫见乌头与乌喙[①]，逢之一反疾如神。大戟芫花兼海藻，却与甘遂四般并，若遇甘草同煎服，纵有良医活不成。外有六般相反物，切须避忌认之真。蜜蜡莫与葱相见，藜芦勿使酒来浸。石决明休见云母，犯了之时祸不轻。

药性十九畏

硫黄原是火之精，朴硝一见便相争。水银莫与砒霜见，狼毒最怕密陀僧。巴豆性烈最为上，偏与牵牛不顺情。丁香莫与郁金见，牙硝难合荆三棱。川乌草乌不顺犀，人参最怕五灵脂。官桂善能调冷气，若逢石脂便相欺。大凡修合看顺逆，炮煴煿炙莫相依。

引经报使

引经报使分寒温，心部黄连与细辛。足少阴肾独活用，知母肉桂又细辛。手太阴肺用桔梗，升麻葱白白芷神。足太阴脾用升麻，苍术白芍与葛根。手厥阴心包络位，柴胡丹皮两味真。足厥阴肝青皮用，川芎柴胡吴茱萸。小肠藁本与黄柏，膀胱麻黄羌活齐。手部阳明大肠地，白芷升麻石膏真。足阳明胃有白芷，石膏升麻与葛根。胆家柴胡青皮用，上焦柴胡连翘明。中焦青皮下地骨，三焦引经报使真。

---

① 乌喙：原作"乌啄"，疑为笔误，乌喙即附子的别称。

药性所使

牛黄使人参，人参黄芪何首乌。三味使茯苓，茯苓使马兰。天冬续断天名精，三味使地黄。侧柏叶兮使牡蛎，牡蛎天冬使贝母，贝母麻黄雷丸使厚朴。厚朴使干姜，白矾使甘草，甘草使白术，白术使防风。辛夷使川芎，川芎使白芷，白芷使当归。菖蒲秦艽互相使，五味使苁蓉。苦参使元参，紫菀使款冬，款冬蜀椒使杏仁。狗脊使萆薢，萆薢所使薏苡仁。甘菊所使者，枸杞桑白皮。白皮所使者，续断麻子与桂心。前胡使半夏，半夏磁石使柴胡。天雄五加使远志，大黄使黄芩。菟丝阿胶淫羊藿，三味使山药。艾叶桃仁使香附，阳起石兮使螵蛸，大戟所使赤小豆。麦冬使车前，犀角使升麻，枯草使土瓜。巴戟所使覆盆子，葶苈使榆皮，钟乳石兮使蛇床。甘遂使瓜蒂，皂荚使柏子仁，雷丸使荔实，厚朴蓄根芫花在。石膏使鸡子，山茱萸使蓼实，黄连黄芩使龙骨。黄芩又使山茱萸，黄连之使又连翘，天花粉兮使枸杞。

药性所畏

畏药之药五十五。皂荚人参芎劳数，辛夷黄连与牛黄。天花粉兮款冬补，贝母秦艽与斑蝥。附子丹参防风主，当归远志与萆薢。柴胡前胡黄芩苦，紫菀芍药与石斛。细辛泽泻丁香抚，阿胶狗肉吴茱萸。赤石朱砂石膏奇，阳起石兮与龙骨。茶叶紫石英杏仁，硫黄磁石钟乳石。桔梗大戟与巴戟，官桂麻仁紫薇花。防风茯苓南星秘，半夏蜀椒与巴豆。蟹与水蛭桑螵蛸，皂荚之畏人苦参。人参所畏五灵脂，川芎辛夷畏黄连。辛夷又把菖蒲畏，蒲黄石膏共三味。黄连所畏者，款冬牛膝真。牛黄天花粉，俱畏干漆牛膝明。款冬畏贝母，贝母又畏秦艽临。秦艽畏牛乳，款冬又畏五般浸。辛夷连翘与甘草，麻黄黄芪分。附子斑蝥畏甘草，附子又畏防风呈。黄芪人参俱所畏，童便犀角俱畏深。斑蝥所畏者，巴豆豆花与丹参。丹参朱砂畏盐水，防风之畏萆薢明。当归亦有畏，菖蒲海藻生姜匀。远志所畏者，珍珠藜芦均。萆薢畏葵根，大黄前胡柴胡定。柴胡前胡与黄芩，俱畏藜芦明。黄芩又把丹砂牡丹畏，紫菀畏茵陈。芍药所畏者，鳖甲小蓟亲。石斛畏僵蚕，细辛之畏滑石灵。泽泻畏文蛤，丁香畏郁金。阿胶畏大黄，狗肉畏杏仁。杏仁畏蘘草，钟乳石畏紫石英。吴茱萸畏紫石，赤石又畏芫花临。阳起石畏菟丝子，龙骨之畏石膏深，石膏把铁畏。茶叶之畏威灵仙与土茯苓，紫石英之畏，扁豆附子分。硫黄之畏有四味，铁醋①朴硝与细辛。桔梗畏二味，白及龙胆草相临。磁石官桂畏石脂，巴戟畏丹参。大戟畏菖蒲，麻仁畏茯苓。牡蛎白薇俱所畏，紫薇花畏卤碱真。防己所畏者，萆薢女菀卤碱匀。茯苓畏地榆，秦艽鳖甲牡蒙均。南星之畏三般记，附子生姜干姜分。半夏之所畏，姜与鳖甲雄黄勤。蜀椒畏款冬，附子雄黄与防风。巴豆之畏有七样，黄连芦笋与大黄，莴笋冷水豆与酱。水蛭之畏石灰方。蟹畏紫苏是，大蒜与木香，桑螵蛸畏旋覆花。能解巴豆毒何方，黄连黑豆葱与茶。诸药所畏细察详。

药性所恶

辛夷所恶五灵脂，五灵脂兮恶人参，人参恶卤碱。狗肉恶大蒜，藁本恶兰茹，朱砂恶磁石。茶叶恶榧子，绿豆恶鲤鱼，白芷之恶旋覆花。黄柏恶盐与干漆，杏仁细辛与元参，黄连四味恶黄芪，黄芪恶白鲜，白鲜僵蚕所恶茯苓桔梗与萆薢。黄芪牛膝恶鳖甲，鳖甲恶沙参，沙参枣仁恶防己，防己恶细辛。紫石英兮恶黄连，阳起续断恶雷丸，雷丸杏仁恶葛根。补骨脂兮恶甘草，甘草甘遂与紫菀，三味俱恶远志。黄连防风恶芫花，吴萸蜂房恶丹参。胡黄二连恶菊花，杏仁蜂房恶黄芩。大戟恶山药，鳖甲之恶白矾真。地黄苦参恶贝母，龙胆牛黄恶地黄。款冬杜仲五加皮，胡连黄连恶元参。麦冬恶款冬，地榆皂荚恶麦冬。白矾蜂房恶牡蛎，牡蛎白矾恶何人？虻虫菖蒲共四味，俱恶麻黄临。犀角蔓荆子，俱恶乌头深。柴胡前胡与半夏，俱恶皂荚行。防风天雄天花粉，元参蜂房共五药，俱恶干姜浸。元参细辛之所恶，山茱萸相临。白僵蚕恶桑螵蛸，石膏磁石恶莽草。钟乳磁石恶丹皮，牛黄又恶常山能，五味恶玉竹，蜂房又恶芍药明。芍药所恶者，芒硝石斛均。石斛石膏恶巴豆，

---

① 醋：原作"错"，疑为笔误。《药对》载："曾青为之使，畏细辛、飞廉、铁、醋"。

牛黄鳖甲又恶蜚蠊临，杜仲阳起恶蛇脱[①]。阳起厚朴恶泽泻，麻黄恶石垩[②]。牡蛎麻黄恶辛夷，牡蛎又恶吴茱萸。吴萸恶丹参，滑石白垩真。赤石脂所恶，大黄松脂分。阳起恶泽泻，雷丸蛇蜕官桂心。厚朴所恶者，硝石寒水石。泽泻所恶者，犀角乌头与乌喙。钟乳石恶者，牡丹牡蒙着。苦参恶贝母，菟丝漏芦主。元参恶黄芪，干姜大枣吴茱萸。黄连恶元参菊芫，二花僵蚕与苏皮。

五脏药味治辨

心家虚火用乳香，麦冬百合天竺黄。心家实火山豆根，贝母连翘黄连妥。景天[③]天花粉，灯心竹叶多。竹叶苦甘寒心胃，花粉苦寒脾与心。景天入心寒酸苦，黄连苦寒专入心。连翘苦寒大肠地，入心入胃肝胃经。甘寒入心天竺黄，心与小肠是灯心，灯心味甘淡平定。豆根苦寒心肺经，脾土虚寒莫沾唇。

肝家虚火，青蒿绿豆羚羊角。肝家实火，青黛芦荟龙胆草，胡连与鳖甲，真珠[④]夏枯草。脾虚血弱忌胡连，以上脾虚忌之妥。青蒿苦寒入肝肾，绿豆甘寒肝经应。羚羊角兮咸寒肝，青黛鳖甲真珠并。芦荟苦寒心肝脾，胡连肝胆苦寒甚。枯草入肝苦辛寒，龙胆苦咸大寒定。龙胆入胆亦入肝，寒药不利脾土明。

脾胃虚火，甘葛芦根营实强，山慈菇兮竹叶柿，金银花与白砂糖。实火芦荟天花粉，石膏朴硝与大黄。甘葛甘平专到胃，芦根甘寒入胃明。营实酸涩微寒胃，慈菇入胃辛甘平。竹叶甘寒心与胃，柿饼甘寒属肺真。金银甘平入脾地，白糖甘寒亦脾经。芦荟苦寒心肝脾，花粉苦寒脾与心。石膏辛寒肺与胃，朴硝入胃大肠经。其性辛咸酸寒定，虚实散泻别分明。甘葛上盛下虚

---

① 脱：同"蜕"。
② 石垩（è）：即石灰。
③ 景天：原作"景夫"，疑为笔误。
④ 真珠：同"珍珠"。

忌，以上寒者忌之明。

肺家虚火，天麦二冬桑白皮，桔梗甘草薏苡仁，百合款冬与茅根。肺家实火，知贝二母硼砂灵，黄芩与沙参，射干马兜铃。肺实风寒，紫苏百部为君全。肺实气郁有风热，香附白前薄荷叶，旋覆花水萍，白及与兰叶。

肾家虚火，天冬地骨皮，青蒿与牡蛎。肾家实火知母好，黄柏与海藻，昆布马鞭草。昆布与牡蛎，咸寒入肾早，海藻苦咸寒，黄柏苦寒好，骨皮甘寒定，三味入肾保。苦寒肝与肾，青蒿马鞭草。正气虚弱用人参，黄芪白术与黄精，远志山药龙眼肉，甘草升麻大枣平，羊肉黄牛肉俱妙。人参肺脾甘微温，黄芪气味俱一样。白术脾胃苦甘温，黄精甘草甘平脾。远志心肾苦辛温，山药甘草心脾肾。龙眼甘平心脾经，甘苦平分升麻是。肺胃大小肠四经，大枣甘平专入脾，羊肉入脾性甘温，甘温入脾黄牛肉，火实邪在莫沾唇。气不归元故纸主，白术亦可引气归。

气郁气滞痰食寒，香附藿香橘皮然，木香紫菀与前胡，砂仁乌药又白前，沉香厚朴草豆蔻，枳壳陈皮白蔻兼。草果槟榔青皮峻，阴虚火炎切莫沾。香附肺肝苦微温，藿香肺脾辛微温，橘皮辛温肺脾运，木香肺脾肝辛温。紫菀苦辛温入肺，乌药膀胱胃辛温。前胡肺脾大肠胃，其味苦兮微寒明。缩砂仁味辛温性，肺脾胃肾二肠经。沉香辛温肝肾主，厚朴脾胃热苦辛。草蔻辛温肺脾胃，枳壳肝脾大肠经，性味苦兮微寒是，白蔻辛温肺胃临，草果辛温专入胃，槟榔大肠胃辛温。气虚血弱虚火盛，以上切忌莫沾唇。

气滞属寒体不虚，香橼莱菔吴茱萸。蓬莪术与高良姜，胡椒檀香怀香[①]奇。虚寒气滞丁香美，气滞属热用葶苈。竹茹枇杷叶俱妙，虚者须同补剂施。香橼苦温肺脾乡，莱菔子兮辛温当。辛热入肝吴茱萸，蓬莪术兮辛温尝。辛温脾胃高良姜，胡椒辛热胃大肠。檀香辛温肺与胃，怀香辛温胃肾邦。丁香辛温肺胃肾，葶苈辛寒独肺藏。竹茹甘寒心与胃，枇杷肺胃苦平当。

---

① 怀香：草药，伞形科植物，又名谷香、茴香。

气血俱滞用何药，真香①姜黄玄胡索②。槐角木通与郁金，干姜安息香没药。降真香兮辛温是，肺肝辛温玄胡索。入肝又入大肠者，苦酸寒兮是槐角。木通入心与小肠，辛甘淡平仔细酌。郁金苦寒肝与胃，干姜辛热肺脾多。没药苦平心经入，安息入心辛苦平。姜黄肝胆辛温苦，气血虚家勿用明。

阴血虚兮宜补阴，二地二冬与元参，石斛归身五味子，鳖甲之外桑寄生，首乌山药玉竹并，枸杞柏子酸枣仁。天冬甘寒入肺肾，麦冬微寒入肺心。生熟二地甘寒并，兼入心肝脾肾经。元参苦寒咸寒肾，石斛胃肾性甘平。归身甘辛温性味，兼入心肝脾三经。五味肺肾须切忌，鳖甲咸寒心肾临。寄生苦平肝家一，首乌肝肾苦涩温。山药甘平心脾肾，玉竹肺脾肝肾仍。枸杞肝肾甘微温，柏子仁兮甘辛平。专入心肝肾三部，枣仁肝胆性酸平。

瘀血

瘀血积滞谁为君，桃仁红花京三棱。蒲黄大蓟五灵脂，干漆苏木不留行。紫薇花与花蕊石，水蛭虻虫大黄均。桃仁甘平肝大肠，红花心肝性辛温。京三棱兮与蒲黄，其性甘平入肝经。甘温心肝大小蓟，五灵脂兮甘温明。入心入肝兼入脾，此是苏木甘咸平。干漆辛温肝家一，苦平大肠不留行。紫薇花寒心肝入，花蕊石兮味酸平。虻虫苦寒肝经入，水蛭入肝咸苦平。大黄大肠肝脾胃，其性苦寒猛利真。若非真有血瘀痛，稍涉气虚勿用明。

去瘀生新

去瘀生新调血脉，泽泻莲藕续断得。阿胶全归茺蔚子，芎劳牛膝丹参别。泽泻苦甘微温定，入肝入脾二经悦。莲藕甘涩平心脾，续断辛微温肝切。阿胶咸平入肝肺，茺蔚辛微寒肝经。全归入心肝脾并，其味甘辛温味真。芎劳辛温肝家一，牛膝肝肾苦酸平。丹参入心苦微寒，妊娠忌服仔细观。牛膝气虚血崩忌，芎劳虚火吐咳删。茺蔚崩漏瞳散戒，全归泄泻切莫煎。阿胶脾胃虚弱忌，呕吐食积都莫沾。

血热而实用槐花，栀子朴硝防己夸。紫草琥珀与地榆，天名精兮密蒙

---

① 真香：即降真香。
② 玄胡索：即延胡索。

花^①。竹茹白芍牛蒡子，槐花苦酸寒须察。入肝且入大肠地，栀子苦寒三焦家。朴硝辛咸酸寒定，阳明大肠胃经纳。紫草苦寒心包络，琥珀之性甘平夸。入心小肠脾与肺，地榆苦寒入肝家。天名^②甘辛寒入肺，甘平入肝密蒙花。竹茹甘寒入心胃，白芍入肺脾肝奢，其性苦酸微寒定，牛蒡辛平肺通达。

　　风热有力脉洪数，石膏荆芥与蝉壳^③。甘菊钩藤地骨皮，豨莶阿胶与犀角。白矾松脂炉甘石，石膏辛寒发散合。荆芥入肝辛温定，肺肝咸寒是蝉壳。甘菊肾肝甘微寒，钩藤亦然专入肝。骨皮甘寒肾家用，豨莶苦寒入肾肝。阿胶咸平肺肝二，白矾肺脾酸涩寒。松脂肺胃甘温性，炉甘石兮温且甘。犀角心肝胃经入，其味苦酸又咸寒。

　　湿火为殃谁为君，泽泻车前薏苡仁。萹蓄甘菊与白鲜，柴胡黄连与黄芩。防己茵陈地肤子，茯苓滑石楮实明。桑根白皮与扁豆，龙胆海金沙可珍。泽泻甘咸微寒定，肾与膀胱二经真。车前子兮甘寒味，入肺入肝小肠经。薏仁微寒甘脾肺，萹蓄苦平膀胱经。甘菊微寒甘肺肾，白鲜苦寒入脾经。柴胡肝胆微寒苦，茵陈苦寒膀胱经。防己膀胱辛寒苦，地肤苦寒独脾经。茯苓味甘淡平定，心肾脾胃小肠经。滑石甘淡寒膀胃，楮实甘寒脾土深。桑皮甘寒专入肺，扁豆甘温脾家真。海金沙兮甘寒味，小肠膀胱两经寻。

　　湿气为灾仔细思，白术苍术半夏宜。黄精猪苓蛇床子，菖蒲萆薢五加皮。海桐皮兮蔓荆子，阴虚燥渴不相宜。白术苦甘温脾胃，苍术苦辛温入脾。半夏辛温心脾胃，黄精甘平独入脾。猪苓甘淡平膀肾，蛇床脾肾苦辛温。菖蒲辛温入心脾，萆薢苦平肝胃真。辛温肾肝五加皮，海桐脾胃性苦平。蔓荆子兮胃虚忌，肝与膀胱苦辛平，伏龙肝兮辛温性。

风寒风湿

　　川芎辛温入肝经，萆薢苦平肝肾临。独活性味甘平苦，小肠膀胱肝肾经。细辛辛温心小肠，紫苏入肺亦辛温。白芷肺胃大肠地，藁本辛温膀胱经。防

---

① 密蒙花：原作"蜜蒙花"，径改。下同。
② 天名：即天名精，味苦、辛，性寒，能清热、解毒、化痰、杀虫、破瘀、止血。
③ 蝉壳：即蝉蜕。

风辛甘温为主，专入小肠与肺经，风寒风湿俱选此，阴虚火炎切莫陈。

风行善变正气郁，治风行气开表嘱。入久变热热生痰，又宜化痰与祛风。热极生风风能燥，又有清热与治燥。各经风药须记清，肝家川芎心细辛，肺家防风肾独活，脾胃二家升麻真，大肠白芷小藁本，三焦黄芪膀羌活。

肾火衰兮肉苁蓉，肉桂巴戟何首乌，锁阳仙茅补骨脂，艾叶益智淫羊藿，蒺藜葫芦巴，蛇床子菟丝。苁蓉锁阳甘咸温，淫羊仙茅俱辛温，补骨脂兮辛温性，五般专入肾经真。巴戟甘温入肾地，益智心脾肾辛温。蒺藜甘温亦入肾，蛇床脾胃苦辛温。葫芦巴兮性苦热，肾与膀胱二经明。菟丝辛甘平入肾，艾叶之性苦微温。肉桂入肝且入肾，辛甘大热仔细寻。命门火衰山茱萸，鹿茸磁石阳起石，狗脊胡桃没石子①，紫石英兮钟乳石，雀卵②水鸭桑螵蛸，狗肉宜。

精衰杜仲猪脊髓，胡麻韭菜人乳奇。山萸微酸温肝肾，鹿茸入肾甘咸温。磁石辛温入肾脏，阳起石兮肾咸温。狗脊苦平肝与肾，胡桃肺肾性甘平。苦温入肾没石子，甘温之性紫石英。甘热唯有钟乳石，雀卵入肾性酸温。鸭子甘咸平肺肾，桑螵蛸兮肾咸平。狗肉咸温入脾肾，杜仲辛甘温肾肝。甘平之性猪脊髓，胡麻肝脾肾甘平。韭菜辛温仔细认，人乳心肝脾甘平。

诸脏大寒气又虚，附子天雄肉桂宜，桂心桂枝葫芦巴，蜀椒胡椒荜茇齐。真有表寒麻黄用，厚朴干姜生姜分。硫黄之外白芥子，阴虚火炎祸必临。附子脾肾辛甘热，天雄辛热独肾经。桂心心脾枝膀肺，葫芦苦热肾膀真。蜀椒辛热肺脾肾，胡椒大肠胃可分。荜茇辛热肺与脾，麻黄气味独苦温。心肺膀胱大肠入，厚朴苦辛又大温。肺脾辛热干生姜，白芥辛热肺之乡。辛酸大热心肾者，此味药名号硫黄。

---

① 没石子：即没食子，又名无食子，出自《海药本草》，为没食子蜂科昆虫没食子蜂的幼虫寄生于壳斗科植物没食子树幼枝上所生的虫瘿。味苦，性温；入肺，脾，肾经；具有固气，涩经，敛肺，止血，生肌之功。

② 雀卵：药名，出自《名医别录》，为文鸟科动物麻雀的蛋。味甘酸，性温；入肾经，补肾阳，益精血，调冲任；治阳痿，崩漏，带下。煮食内服，或入丸剂。

续补伤寒精论

治伤寒，先明脉证，脉证不明，取方无法。夫脉之一字，实先天后天之造化。何为先天？何为后天？何为脉也？人之阴阳，即为先天。人之血气，即为后天。脉者非血非气，即荣行之路道也。持脉之要，曰举、曰按、曰寻。轻手寻之曰举，重手取之曰按，不轻不重、委曲求之曰寻。初持轻手候之，脉见皮肤之间便得曰浮，是太阳经脉也。有力者，主寒邪在表，无汗为寒伤卫气，表实者，宜汗之。无力者，主风邪在表，有汗为风伤营血，表虚者，宜实之。重手候之，脉附于肌肉之下，筋骨之间而得曰沉，是三阴经脉也。三阴经俱是沉脉，妙在有力无力中分，有力者主热邪在里，为里实，宜下之；无力者主寒邪中里，为里虚，宜温之。不轻不重而取之脉，应于血肉之间，阴阳相半，得之曰中。若见微洪，是阳明经脉也，主邪在表多里少，宜解肌。若见弦数，是少阳经脉也，主邪在半表半里，宜和解。盖阴阳表里，虚实寒热，俱在浮中沉三部有力无力中分，有力者，为阳、为实、为热；无力者，为阴、为虚、为寒。若浮中沉之不见，则委曲而求之。若隐若现则阴阳伏匿之脉也，三部皆然。曰，君言了然，非庸俗所能认也。然三脉中，有进退焉，有伏脉焉，有可解不可解焉，有歇止焉，有燥乱焉，请备言之。

曰：脉大者病进，大则邪气胜而正气无权。脉缓者为邪退，缓则胃气和而邪气无权。何为伏脉？一手无脉曰单伏，两手无脉曰双伏。若病初起，头痛，发热，恶寒而脉伏者，缘阴邪陷于阳中不得发越，此欲汗而当攻之，使邪气退而正气复，脉自至而病自除，如欲雨而天郁热，晴霁天乃反凉可见矣。若七八日以来别无刑克证候，或昏冒不知人事，或脉全无者，此欲汗而攻之，如六和阴晦，雨后庶物皆生，换阳之吉兆也。

何谓可解不可解？曰：脉缓者，在表者，以汗解之；脉沉实者，在里者，以下解之；脉沉迟无力者，以温解之。然又有浮宜下、沉宜汗者，其故何也？曰：浮而下者，因大便难也，如使大便不难，岂可下乎；沉而汗者，因表有热也，如使身不发热，岂可汗乎。

何谓歇止？如寒邪直入中阴经，温之而断续者为歇止。何谓燥乱？因汗下后，脉当静，今反盛，曰燥乱，大凶之兆也，客闻之欣然起而下之。

伤寒之病非比杂科，脉理精微，甚所难明。原伤寒之脉，浮大动数滑为阳，沉涩弱弦微为阴。其弦、紧、浮、滑、沉、涩六者为残败之脉，故诸脉作病。夫春弦、夏洪、秋毛、冬石、土缓，为四时之主脉，浮、沉、迟、数为客脉，左为人迎，右为气口，呼出心肺为阳，吸入肾肝为阴，一呼一吸为一息。寸口为阳，尺泽为阴，中为关界，阳主气，阴主血。

寸脉下不至关为阳绝，尺脉上不至关为阴绝，此皆不治。脉来蔼蔼如车盖者，名曰阳结；脉来累累如循长竿者，名曰阴结；脉瞥瞥如羹上肥者，名曰阳气微；脉萦萦如蜘蛛丝者，名曰阴气衰；脉绵绵如泻漆之绝者，亡其血；脉来缓，时^①一止复来者，名曰结；脉来数，时一止，名曰促。阳盛则促，阴盛则结，此皆病脉也。

伤寒汗下温之法，最不可轻，据脉以验证，问症以对脉。太阳者，阳证之表也。阳明者，阳证之里也。少阳者，三阳三阴之间。太阴、少阴、厥阴又居于里，总谓之阴证也。发于外则太阳为之首，发于内则太阴为之先。太阳恶寒，少阴亦恶寒，但太阳之脉多浮，少阴之脉沉细，与他证自异。发热恶寒、身体疼痛、或自汗或无汗，是为表证，可汗。不恶寒、反恶热、口燥咽干、壮热^②腹满、小便如常、大便闭结，是为里证，可下。厥冷囊缩、自利、烦躁而无身热、头痛，是为阴证，可温。浮洪紧数，此表证之脉；沉实滑数，此里证之脉；细微缓弱者，阴病之脉。在表者，邪传于营卫之间；在里者，邪入于胃腑之内。不从标本，从乎中也，过此则邪入于里为热实，脉不浮而沉，按至筋骨之间乃得。如脉来沉实有力，外证则不恶风寒而反恶热，谵语大渴，或潮热自汗，或扬手掷足，揭去衣被，五六日不大便，是邪热传入胃腑，属里而有燥屎也，宜大柴胡汤下之而愈矣。如脉来沉迟无力，此为直中阴经，真寒证之阴脉。其症无头痛身热，初起怕寒，手足厥冷，或战栗

———————————————

① 时：原作"如"，据文意及医理改。

② 壮热：原作"状热"，据文意改。

蜷卧不渴，或腹痛呕吐泄泻，或口出涎沫，面如刀刮，乃寒经自然之寒，不从阳经传入，故不在传经热证治例，更当看外症如何。若腹满咽干，属太阴；舌干口燥，属少阴；烦满囊缩，属厥阴。此三者，俱是阳经传入阴经之热证。脉沉实有力，即当攻里，下之。如下后利不止，身疼痛，脉反沉细无力，又当救里，温之。此权变之法也。

治法

伤寒治法，不论四时六经，但见发热三四日，当以逍遥散与之。四时六经似无一方统治之理，然外伤寒而内发热，以火为寒邪所郁也，既为火郁，则逍遥可以统治矣。如兼食者，合小柴胡汤。合小柴胡，则六君全可助脾而消食矣。然此是就未表者言，如经发表多者，用逍遥散加熟地以救其阴，如发热至八九日外，舌必黑。亦有但燥而不黑者，脉必洪数无伦。用人参一两，熟地一二两 [①]，加煨姜一片救之。此证若误投白虎，则阳无所附而立死矣。一感症，误服白虎以致身如燔炙，冲开三四尺许，视者不能近身，缘真阳无所依附，此欲脱之机也，再不进参附，必夜半汗止而毙亦。急用潞党参一两，熟地二两，当归、杭芍、炮姜各三分，附片二分，炙草一分，大枣引。而人事生，渐调理而安，附录以为肆用寒凉者戒。

兼食者，面必拥热通红，气粗，脉必牢实，胸前按之必微痛。视其微甚，用逍遥散加熟地，自五六分可用至一二两，此就已经发表者言也。盖发表既多，则津液干枯，宿物燥结不能出，必重用熟地，使阴血下润则大便自通，宿食自下也。如经攻里多者，轻则四君加归芍或补中益气与之，甚者竟用人参一两，附子三钱，煨姜三钱，以发其汗。如病人表虚，又表攻之未当，六七日后面黑大喘、舌卷直视、谵语、舌滑面苔、脉软无力、按之空虚者，以独参一两与之（鼻梁尖上涓涓如水，是其应也），次用大剂六味柴芍汤，汗大出而解。如舌黑唇焦、大渴引饮，或兼大便溏泄、小便不利者，此必攻伐寒凉过多也，左归饮去茯苓，加归芍救之。阴亏甚者，其脉沉细而数，此时

---

① 一二两：当为一至二两之意。

胃气腑绝，更当重加参芪。如遇粗工发表攻里多者，真阴耗竭，燥结不出，将成败证者，一味养气补血，宿物自下。轻者逍遥加熟地，或甘露饮，气虚者补中益气汤，甚者竟用人参两许、熟地一二两。

伤寒一法，唯太阳证用麻黄汤发表。一涉口渴，则非太阳证矣，缘太阳经络，行身之背，故有项强头疼方是表证，余则与表无涉，麻黄发表等药所当禁忌也。今真伤寒绝无，虽发于严寒，亦当作内伤治。今立五法以治内伤，而热证无余义矣。原汗乃胃中津液，故伤寒书中，最要紧关头在"存津液"三字，至热郁于内，则津液亡矣，何以能助其汗乎？

舌苔白如刺，此肺病也。生脉散加生地、当归、白芍、黄芪、甘草、柴胡、黄芩，以生金滋水。脾热则滑面苔，脾闭则白苔如雪。

舌苔黑滑，此肾气凌心，用八味饮。黑燥，用六味饮以救肾阴，其人必两颧通红，一剂战而汗愈。

舌苔黄，补中汤加芩连以补土生金。如有食，去黄芪加厚朴，白术不可去。且发其汗，纵有食不顾也。中气虚者，必黄而湿。有食者，必满舌黄苔。若舌苔可半节黄腻、湿润者，乃阳明热邪将尽未尽，并非积滞而有黄腻苔也，宜甘露饮加牡丹皮、当归、白芍，慎不可消导，以竭阴液。又有一种最薄黄苔，如漆在舌上者，虽宜清火，必用参、术补正为主，若一味清火，必致气脱而毙，不可不明。

如白而加黄，黄而加黑者，肾凌脾，须治中宫，如补中之类。肾乃北方元武之色，故属黑。且火位之下，水气承之，水来救母。若此时泄火，火无从泄，助子以救母，则仇未有不复者也。亢则害，承乃制，其理昭然。如灰色，指甲刮下无渣汁者，方是火证，乃芩连之对证也。若肾气凌心而用芩连，则舌上现出人字纹，必死。舌觉转动不活，防其卷也。逍遥散加黄芩、牡丹皮、生地以滋水生肝。

舌鲜红者，心经病也，六味饮合生脉散以滋水清火。凡舌上无苔，如去膜油猪腰子者，名镜面苔，不治，以其阴津亏竭故也。又舌苔虽有而干燥者，可虑恐阴液竭也，不可视为泛常，须切视之。

凡十一二月伤寒，或从畏寒而起者，此即感也，属表证，前胡汤主之。二剂后不应，当以小柴胡汤加枳、桔与之。如二剂后再不应，仍用逍遥散继之，无不愈也。

前胡汤方：前胡、柴胡、苏叶、桔梗、广皮、半夏、白芷、甘草、生姜、大枣，有食加枳实。

凡发热，觉胁痛耳聋、口干舌黑，此属邪不清也，逍遥散去白术、广皮，加牡丹皮、生地、酒黄连，二三剂。如不应，即属火燥，疏肝益肾汤。虚者，加人参，或归脾汤加柴芍。已燥不宜再燥，须去木香，并用米饮泡蒸白术为妙。有热甚而痛及手足头面，似觉肿起，竟有瘰块如颐者，此火燥生风，风淫末疾也，滋水清肝饮加熟地一倍为主，禁用寒凉药，或生金滋水饮加柴胡、黄芩。

滋水清肝饮方：熟地、粉丹、怀药、茯苓、枣皮、泽泻、柴胡、杭芍、秦归、枣仁、炒栀子。

生金滋水饮方：人参、麦冬、秦归、白术、生地、牡丹皮、白芍、甘草。

凡大便硬者，除合仲景痞满燥实坚证，方可议承气汤。然世甚少太阳证，今治伤寒用前法，尚有痞满燥实坚证乎，且勿论其是太阳，非真太阳。如遇粗工发表攻里过当，以致真阴耗竭，燥结不出者，一味养气补阴，宿物自下。须安慰病人，勿急于攻下，守至数日，自可奏效也。有一种不能便而能食者，推陈致新，仓廪盈溢，自能通利，不便无忧。有不便而不食者，粗工必主便，则邪去而膈清方能思食，予独曰不然，必须先养胃以助正，助正以祛邪。如券①未到，邪不即去，不食不妨也。有一种遇粗工攻伐过当，胃阴太伤者，浓煎六味饮与之。虚热者，合生脉散。中气虚者，六君、理中、建中、补中②选用。

按：承气三方，俱仲景成法，所谓急下之以存真阴，不使胃中血液为实热之邪燔灼枯槁而死，此先贤至精至妙之旨也。但人世肠胃，脆薄者多，血气充实者少。倘审之未的，或致误投，一下之后，变证蜂起，卒至不救。粗

---

① 券：存疑待考。
② 六君、理中、建中、补中：据医理当为六君子汤、理中丸、小建中汤、补中益气丸。

工杀人，往往因此。所以后贤师古人之意，变古人之法，凡审其人病是实邪，而质非强壮，脉不牢实者，概用滋阴补水之剂，不离"存津液"三字。如甘露饮、四物汤、六味饮，或左归饮去茯苓加花粉俱速效，浓煎频进，令胃中津液充足，实邪自解，阴气外溢则得汗，阴血下润则便通。

中风

中风之病形何如？曰：真中风者，其病不过在经络，经络之气为风所逐则气逆行，气逆行则脏腑之气血不能外达，故多卒然仆倒、不省人事。感轻者，半身不遂，口眼歪斜，及经而止也。类中风者，其风自内出，景岳故以匪风名之。小儿慢惊、慢脾，皆此义，但治法不同也。七情纵恣，六淫外侵，真阴不守，久之水衰火盛，风从火出，离其故宫，飞扬飘逐，猝然仆倒，故其人两肾腰胯间及脐下必冰冷如铁。盖别病，必他脏先病，缓缓穷到肾经。由肾经先病以及他脏者亦有。唯中风，竟是肾经与命门无形之水火自病，故一病竟绝也。当其发病之际，必有一股虚气从两肾中间上夹骨，穿昆仑，过泥丸，直到命门，命门为三阴三阳聚处，此股气一冲，三阴三阳之气亦突然而散，遂外不省人事，而在内脏腑之气亦随之而去，脏腑之气既去，而手撒、眼合、遗尿、声鼾、口开等症又相随而来矣。此命①即《素问》至阴之根，结于命门，乃两肾之上下左右各相去一寸，此中间便是丹家之元神也。此股虚气，是即所谓无形之火也，缘无形之水虚不能守，遂化作冷风腾空而去。真中风者，小续命汤。其人形体实，无类中风证猝然仆倒者。北方有之，江南少见。类中风者，乃大虚也，其症猝然仆倒、眼合、口角歪斜、手撒、遗尿，大抵见一种犹可，数种俱见不治。尤当急以手按其少腹，冰冷如石者当急灸气海（穴在脐下一寸三分），并用蒸脐法。脉必二三至，阔大虚软如棉花。急煎人参一二两，附子一两，或有生者，依其势定。方用人参五钱，黄芪二两，附子五钱，不数饮之，但觉脐下温和，手足运动，口眼开是矣。待饮食如常，二便如故，大剂补中益气汤，加附子三钱，吞八味丸至两许。其有头目眩晕难开，开即见居室百物俱倒转，胸中漾漾，恶心欲吐，即类中风之渐也，治法同上，但不必灸，药物足矣。当察其脉，

---

① 命：在此处之意待考。

如两尺虚衰者，六味、八味等丸培补肝肾；寸关虚弱者，六君、十全等剂调理脾肺，方有补益。若服搜风顺气及清气化痰等药，适所以招风取中也。

按：薛氏治寒淫于内，治宜辛热。而神脱脉绝，药不能下者，急炒盐艾附子热熨脐腹以散寒回阳。

又：以口气补接其气。

又：以附子作饼热贴脐间，时许，神气少生，四明所谓蒸脐法。大略如此，以备参考。

精选清末云南名医著作集萃（余道善卷）内容简介

精选清末云南名医著作集萃（余道善卷）为清末民国时期云南大理名医余道善（字性初）所著，是云南大理地方具有代表性的中医古籍，共包括《医学通灵》《仲景大全书》《余氏医论医方集》三部，具体各书简介如下。

1.《医学通灵》：全书共四卷，卷一摘录中西汇通切要处，指点人身中脏腑、经脉、六气、阴阳大略，卷二剖明伤寒六经及杂病脉证治法，卷三分别明晰十二经诸病及其脉证治法，卷四详论二十八脉法及药性。该著作以浅略文字编成，内容由浅入深，从理论到临床，使学者容易参阅和记忆。

2.《仲景大全书》：共计五卷，前三卷是余氏结合云南本土风情、社会文化、气候条件等对张仲景《伤寒杂病论》条文进行深入剖析，并汇聚云南诸位医家临床经验增补方论；后两卷为《卒病论》上下卷，是余氏总结自己及诸位同道的临床经验汇编而成，该部著作系仲景之学在滇西多民族地区临床的应用、理论的总结以及经典的传承。

3.《余氏医论医方集》：由《诊脉要旨》《余记内外良方》《医学五则·伤寒脉诀》《余性初医案》《奇方妙术》《是乃仁术》六部分组成。《诊脉要旨》从脉诊理论研究源流入手，结合地域气候、人群特点，对临床常见脉的主病、特征、脉理及鉴别等进行了详细地介绍。《余记内外良方》包括药性、外科要方、内科要方三部分，其中药性部分介绍了34味地方中草药的性味、功效及使用方法，还介绍了八对属"十八反""十九畏"药对的特殊使用方法。外科要方和内科要方部分共介绍百余首临床经验处方，多数方子不仅有详细的组成、剂量使用方法，还有辨证使用经验，具有一定的理论和临床价值。《医学五则·伤寒脉诀》以歌诀形式，概括了《伤寒论》六经脉、证、传变及治法、方药。《余性初医案》汇集余道善先生临证精要病案。《奇方妙术》以常见病为纲，介绍疾病的特色诊疗方法方药。《是乃仁术》从五脏六腑的生理功能及其病理变化入手，结合经脉循行、内伤外感等，分析了临床常见病证的病机特点，并以补、表、清、利、平五分法，介绍了五类共120味常用药，附方43首。